Evelyne Laye

DMSO – Die erstaunliche Heilkraft aus der Natur

Evelyne Laye

DMSO

Die erstaunliche Heilkraft aus der Natur

Jadebaum

Umschlagbild: Antje Noch (AVTG)/Fotolia © 2017

Hinweis

Die in diesem Buch enthaltenen Informationen wurden sorgfältig recherchiert und nach bestem Wissen und Gewissen wiedergegeben. Die Hinweise zu DMSO und anderen Heilmitteln ersetzen aber keineswegs die Hilfe und den Rat eines Heilpraktikers oder Arztes. Die Autorin übernimmt aus keinem Rechtsgrund Haftung für unsachgemäße Anwendung, Schäden und Unfälle.

Bibliografische Information der Deutschen Nationalbibliothek

Die Deutsche Nationalbibliothek verzeichnet diese Publikation in der Deutschen Nationalbibliografie; detaillierte bibliografische Daten sind im Internet über http://dnb.dnb.de abrufbar.

ISBN 978-3-9815898-8-7

Laye, Evelyne: DMSO – Die erstaunliche Heilkraft aus der Natur

4. Auflage 2019

Untere Mühle 1, 72070 Tübingen-Unterjesingen
Internet: www.laye.org

Umschlaggestaltung, Grafik, Satz und Layout:
Gregor Julien Straube, Tübingen, lektorat.straube@web.de
Druck: booksfactory, Szczecin

Wer neue Heilmittel scheut,
muss alte Übel dulden

Francis Bacon

Inhalt

Vorwort

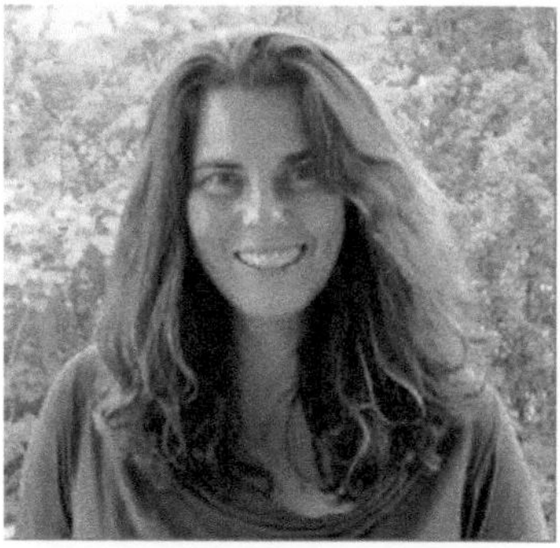

Es ist fast unverständlich, dass eine Heilsubstanz mit einem so wirksamen wie breit gefächerten Anwendungsspektrum wie DMSO viele Jahre ein Schattendasein führte! Zum Glück scheint sich das zu ändern, denn in Deutschland wie in den USA ist seit einiger Zeit ein stark steigendes Interesse an dem „Wundermittel", als das es viele Anwender bezeichnen, zu erkennen.
Ich habe die einzigartigen Eigenschaften von DMSO vor mehreren Jahren kennen gelernt und habe es seitdem zur Linderung und Heilung aller möglichen Beschwerden genutzt. Wenn ich nur ein Heilmittel zu Hause haben dürfte, wäre es DMSO!
Die Möglichkeiten zur Anwendung mit dem Allround-Heilmittel sind geradezu unbegrenzt. Außerdem ist es ein äußerst sicherer Stoff, der sehr gut vertragen wird und günstig zu kaufen ist.
Sie finden in diesem Buch umfassende Informationen über DMSO und zahlreiche Fallbeispiele aus der Praxis. Zudem lege ich besonderen Wert auf die praktische Handhabung und sichere Verwendung, auch in Kombination von DMSO mit anderen Wirkstoffen, was das therapeutische Spektrum unglaublich erweitert.
Diese vierte Auflage wurde überarbeitet. Zudem fließen zahlreiche Zuschriften und Erfahrungsberichte meiner Leser mit in die neue Auflage ein.
Ich hoffe, dass ich Sie mit meiner Begeisterung anstecken kann und Sie großen Nutzen aus dem Buch ziehen werden!

Evelyne Laye — Tübingen im September 2019

DMSO – Ein universell anwendbares Heilmittel

Die außergewöhnlichen Eigenschaften von DMSO

Fast jeder, der jemals DMSO an sich erfahren hat, bezeichnet es als ein wahres Wundermittel! Es hat die größte Bandbreite an Anwendungsmöglichkeiten, die jemals für einen einzelnen Stoff gefunden wurde. Durch seine einzigartige Kombination seiner Charakteristika ist DMSO, eine dünnflüssige und durchsichtige Flüssigkeit, bei den vielfältigsten Beschwerden hilfreich.

Es wirkt stark schmerzlindernd und entzündungshemmend und hat sich als wahrer Segen bei Krankheiten wie Arthritis, Arthrose, bei Sportverletzungen und unzähligen Leiden erwiesen. Durch seine starke Lösungsfähigkeit gelangt es überall in das Gewebe; es wirkt antioxidativ und regenerierend auf Zellen ein und ist fähig, auch andere Stoffe wirksam mit in den Körper hinein zu bringen. DMSO ist ein wahrer Tausendsassa unter den Heilsubstanzen und enthält die Kraft und therapeutischen Möglichkeiten eines ganzen Medizinschranks.

Was versteht man unter DMSO?

DMSO – oder „Dimethylsulfoxid" – ist ein natürlicher Stoff, der bei der Papierherstellung aus Holz gewonnen wird. In geringem Maße kommt DMSO auch in manchen Nahrungsmitteln und Getränken wie Tomaten, Milch, Kaffee und Tee vor.

DMSO ist eine geruchlose, dünnflüssige und durchsichtige Flüssigkeit, die eine Vielzahl von bemerkenswerten Wirkungen auf Mensch und Tier ausübt. Es hilft als Allzweckmittel zu Hause bei leichteren Beschwerden und ist gleichermaßen ein wirksames Therapeutikum bei schwersten Krankheiten wie Infarkte und Schlaganfälle.

DMSO schmeckt leicht bitter und ist beliebig mit Wasser verdünnbar, was eine große Hilfe bei der Anwendung ist. Unterhalb einer Raumtemperatur von 18 bis 18,5 Grad gefriert DMSO, taut aber bei höherer Umgebungstemperatur schnell wieder auf. Da es nicht verdampft, kann man es ohne Bedenken in offenen Gefäßen stehen lassen. Seine Viskosität ist doppelt so hoch wie bei Wasser. Das fühlt sich bei Berührung leicht ölig an, ist aber immer noch sehr dünnflüssig, so dass beim Einreiben von DMSO auf der Haut auch gerne mal ein paar Tropfen herunterfallen.
DMSO besitzt eine einzigartige Molekularstruktur, was eine Erklärung dafür liefert, warum es so vielfältig wirkt. Fast alle Stoffe verbinden sich entweder mit Wasser oder mit organischen Substanzen wie Fette oder Eiweiße. DMSO hat eine dipolare Struktur, was bedeutet, dass es sich mit wässrigen genauso wie organischen Substanzen gleich gut verträgt.
Daher kommt die erstaunliche Lösungsfähigkeit von DMSO, wenn man es auf die Haut aufbringt. Unser Körper besteht ja aus einem Gemisch aus einerseits organischen Strukturen wie Proteinen, Kohlenhydrate, Fette und andererseits auch zu einem beträchtlichen Teil aus Wasser. Wie kein anderes Mittel besitzt DMSO die Fähigkeit, durch all diese Strukturen in unserem Körper hindurch zu dringen und im Gewebe, wo andere Mittel ansonsten nicht hingelangen, seine erstaunlich heilende Wirkung zu entfalten und so auch tiefe Gewebeschäden zu reparieren.

Durch seine Lösungsfähigkeit kann DMSO auch Salben oder andere Stoffe, die nicht weit genug in den Körper eindringen können, um wirklich wirksam zu sein, huckepack mit ins Innere des Körpers nehmen. DMSO wirkt schmerzlindernd, entzündungshemmend, gefäßerweiternd, gerinnungshemmend, entwässernd und muskelentspannend, und das überall im Körper, wo man es hinbringt. Sogar bei schweren Schäden im Gewebe bewirkt es eine Reorganisation und Regeneration der Zellen. Im Grunde erfüllt DMSO die Funktion einer Universalarznei, die regenerierend, schützend und heilend wirkt. Damit nimmt es in der Welt der Therapeutika eine einzigartige Sonderstellung ein.

DMSO besteht aus einer Flüssigkeit, in der die Sulfoxid-Moleküle gelöst sind. Das DMSO-Molekül hat die Formel C2H6SO und folgende Struktur:

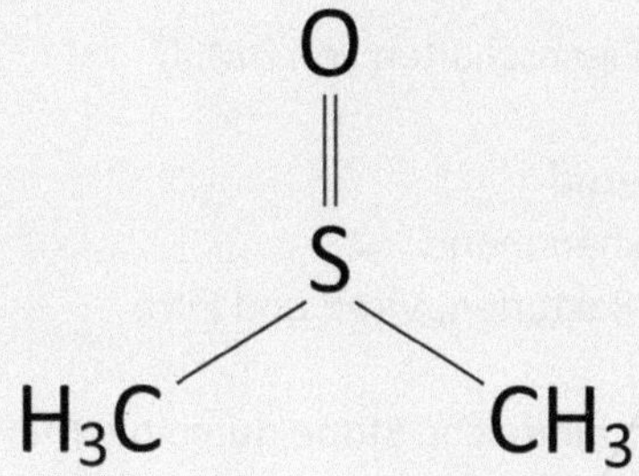

Das Schwefel-Atom im Zentrum bildet zusammen mit dem Sauerstoff-Atom ein oxidiertes Schwefel-Atom (Sulfur-Oxyd). DMSO besteht also aus einem einfachen Sulfoxid mit zwei gleichen Methylgruppen.
Im Körper wird der größte Teil von DMSO nach und nach zu Schwefel (MSM) umgewandelt, der als sehr naher Verwandter ähnliche therapeutische Eigenschaften wie DMSO hat. Weiter hinten im Buch wird MSM in einem eigenen Kapitel behandelt.
Die besonderen Fähigkeiten von DMSO resultieren daher, dass es in spezifischer Weise mit Elektronen reagieren und sich mit verschiedensten Molekülen verbinden kann. Auch wenn die Forschung schon viele Mechanismen der Wirkung von DMSO herausgefunden hat, ist die genaue Wirkungsweise im Körper noch lange nicht erschöpfend erforscht.

Diese Vielfalt an pharmakologischen Eigenschaften, die DMSO aus allen anderen Stoffen heraushebt, hat leider nicht immer bei der Vertrauensbildung geholfen. Kritiker bemängelten, dass da etwas nicht ganz bei rechten Dingen zugehen könne, wenn einem Stoff zahlreiche verschiedene Wirkungen zugeordnet werden. Heute versteht man besser, wie es sein kann, dass ein Mittel so viele Eigenschaften in sich vereint.

Die wichtigsten Eigenschaften von DMSO

- schmerzlindernd
- entzündungshemmend
- wirkt gegen Bakterien, Viren und Pilze
- entwässernd
- transportiert zahlreiche Stoffe durch die Membranen
- fördert die Wundheilung
- gerinnungshemmend
- antioxidativ
- muskelentspannend
- verstärkend auf andere Arzneien
- verbessert die Sauerstoffsättigung im Gewebe
- glättet Narben
- immunstärkend
- herzstärkend
- zellschützend bei Frost und Bestrahlung
- beruhigend
- antisklerotisch

Wenn Sie diese Liste ansehen, können Sie sich denken, warum DMSO als das Schweizer Taschenmesser unter den Arzneien gilt. Dabei zeigt diese Aufstellung nur die wichtigsten Wirkungen; DMSO hält noch

weitere Fähigkeiten für uns bereit! Die einfache Struktur von DMSO und seine besonderen Fähigkeiten, Verbindungen mit anderen Molekülen einzugehen und sie zu verändern sind die Grundlage für die vielen verschiedenen Eigenschaften von DMSO.
Schauen wir uns einige dieser Eigenschaften von DMSO genauer an.

Die schmerzlindernde Wirkung von DMSO

Schmerz ist normalerweise immer ein Signal des Körpers: Achtung, da stimmt etwas nicht! Ein Alarm, der uns sagt, dass wir uns darum kümmern sollen. Ausnahmen sind lediglich chronische Schmerzsyndrome, die meist mit einer Fehlverarbeitung von Nervenimpulsen einhergehen.

Oft werden Schmerzen durch Entzündungsprozesse im Gewebe ausgelöst. Dabei werden Schmerzbotenstoffe wie Prostaglandine und Zytokine, die von Immunzellen aktiviert werden, in das Gewebe ausgeschüttet. DMSO wirkt entzündungshemmend und kann so die Schmerz hervorrufenden Abläufe im Gewebe stoppen.

Noch wichtiger ist die Fähigkeit von DMSO, die Nervenleitgeschwindigkeit in den sogenannten C-Fasern, langsam leitende Nervenfasern des somatosensiblen Systems, zu reduzieren oder ganz zu blockieren. C-Fasern sind im Gewebe für die Schmerzwahrnehmung verantwortlich. Beobachtungen Dr. Jacobs, dem Vater von DMSO, zufolge ist es meistens so, dass nach dem Verabreichen von DMSO die Schmerzlinderung innerhalb von 30 bis 60 Minuten eintritt und vier bis sechs Stunden bestehen bleibt. Nach dieser Zeit fällt der Schmerz in der Regel dann etwas geringer aus.

Ich habe allerdings schon oft beobachtet und auch selbst die Erfahrung gemacht, dass sich Schmerzen mit DMSO deutlich schneller vermindern oder ganz verschwinden. Bei akuten Schmerzen kann dies auch mal nach 20 Sekunden bis einer Minute geschehen. Die meisten Menschen spüren eine LInderung nach mehreren Minuten. Bei chronischen Schmerzen kann eine Schmerzlinderung ebenfalls schnell eintreten, manchmal aber auch etwas länger dauern.

Die entzündungshemmende Wirkung von DMSO

Hier kommen wir noch etwas genauer zu den Vorgängen bei Entzündungen im Gewebe. Eine Entzündung ist eine körpereigene Reaktion, die sich typischerweise durch Schwellung, Rötung, Schmerz, Überwärmung und Einschränkung der funktionellen Beweglichkeit zeigt.

Dabei werden die Botenstoffe Interleukin-1 und Prostaglandin 12 ausgeschüttet, was Immunzellen, Erythrozyten und Plasmaproteine aus den kleinen Blutgefäßen in das Gewebe hindurch treten lässt. Da die Blutgefäße so viel durchlässiger sind, kommt es zu einer Rötung und einer Schwellung im Gewebe. Schmerzbotenstoffe wie Prostaglandin I2, Bradykinin, andere Kinine und Zytokine werden durch die Immunzellen ausgeschüttet und sollen durch die dabei entstehenden Schmerzen den Menschen dazu anhalten, den Körperteil ruhig zu halten. Durch die erhöhte Stoffwechselaktivität werden auch Zytokine und Prostaglandin E2 ausgeschüttet, was die Temperatur erhöht.

DMSO blockiert die Synthese dieser Entzündungsmediatoren wie Kinine und Prostaglandine und hemmt die schon aktiven Botenstoffe im Gewebe. Dadurch gehen alle Entzündungszeichen wie Schwellung, Rötung oder Schmerz deutlich zurück und das Gewebe beginnt zu heilen. Wenn man DMSO auf die entzündete Stelle aufträgt, beginnt dieser Prozess schon innerhalb weniger Minuten.
Wenn man sich diesen Mechanismus vergegenwärtigt, ist deutlich, dass DMSO bei allen Krankheiten, die mit irgendeiner Entzündung einhergehen, wirksam vorgehen kann.

DMSO wird bei allen möglichen Entzündungen wie Darmentzündungen, Atemwegsinfektionen, Blasenentzündungen, Brandwunden, Verletzungen (Verletzungen lösen ebenfalls eine Entzündungsreaktion aus) und anderen Entzündungen mit Erfolg eingesetzt.

DMSO wirkt gegen Bakterien, Viren und Pilze

DMSO hilft hervorragend gegen Pilzerkrankungen. Es gibt viele Berichte über erfolgreiche Behandlungen bei verschiedenen Pilzinfektionen wie Fußpilz oder Hautpilz. Noch wirksamer wird die Behandlung, wenn man DMSO mit einem Antimykotikum, also einem Mittel gegen Pilze, kombiniert.
Die Wirkung auf Bakterien und Viren wurde ausgiebig an vielen verschiedenen Organismen untersucht. Unter anderem hat DMSO in Versuchen das Wachstum von den Bakterienstämmen Pseudomonas, Staphylococcus aureus und Echerichia coli gehemmt, sich also als bakteriostatisch erwiesen.

DMSO hat sich auch bei viralen Erkrankungen wie Herpes und Gürtelrose als wirksam erwiesen.
Viele Ärzte finden die Tatsache faszinierend, dass DMSO die Fähigkeit besitzt, Bakterien, die gegen Antibiotika resistent sind, wieder dafür empfindlich zu machen. DMSO wird auch gerne mit Antibiotika als Schleppermittel eingesetzt, um das Antibiotikum an den Ort des Geschehens zu bringen. Diese Kombination wird zum Beispiel bei Mittelohrentzündungen bei Kindern angewandt.

Auch wenn die Wirkung gut belegt ist, möchte ich hier, wenn es um Bakterien, Viren und Pilze geht, auch auf MMS oder CDL hinweisen, die gerade auf diesem Gebiet eine hervorragende Wirkung zeigen. Im Kapitel „DMSO zusammen mit anderen Wirkstoffen“ werde ich genauer auf MMS/CDL eingehen, auch im Zusammenhang mit DMSO, denn zusammen sind diese beiden Stoffe bei der Bekämpfung von bakteriellen und viralen Infektionen unschlagbar.

DMSO wirkt antioxidativ

Traumata, Stress, Rauchen, Entzündungen und andere Faktoren wie z.B. steigendes Alter können dazu führen, dass im Körper mehr als in normalem Maße Sauerstoffradikale vorhanden sind. Dieser sogenannte oxidative Stress im Gewebe verläuft schleichend und kann sich für die Gesundheit als sehr schädlich erweisen. Die Folgen sind unter anderem ein gestiegener Aufwand der Zellen, um ihr Membranpotenzial zu stabilisieren, die gesteigerte Oxidation von Proteinen und die Schädigung der DNA.
Dies sind alles erforschte Prozesse, bei denen sich die Forscher einig sind, dass sie zu Alterungsprozessen führen. Viele schwerwiegende Erkrankungen wie Krebs und Arthitis können die Folge sein und zu einer geringeren Lebenserwartung führen.

DMSO hat die Fähigkeit, Sauerstoffradikale mittels einer chemischen Reaktion außer Gefecht zu setzen. Zudem fängt Dimethylsulfid (DMS), zu dem DMSO in sehr geringem Maße im Körper abgebaut wird (und verantwortlich ist für den Knoblauchgeruch von DMSO) ebenfalls Sauerstoffradikale ab.

DMSO fördert Entspannung und Regeneration

Unser Nervensystem wird in das zentrale Nervensystem und das vegetative Nervensystem unterteilt. Verantwortlich dafür, dass wir unsere Muskeln willentlich bewegen können, ist das zentrale Nervensystem. Das vegetative Nervensystem hingegen regelt alle unbewussten Vorgänge im Körper wie den Blutdruck, die Atmung, das Funktionieren der inneren Organe und das Weit- oder Engstellen der Blutgefäße. Dabei unterscheiden wir beim vegetativen Nervensystem den Sympathikus und den Parasympathikus, die in einem fein aufeinander abgestimmten Regelkreislauf miteinander agieren.

Wenn der Sympathikus aktiviert wird, steigt der Blutdruck, die Atmung wird schneller, man schwitzt und der Puls erhöht sich. Das Blut wird

aus dem Bauchbereich des Körpers in die Muskeln gepumpt und es wird reichlich Adrenalin ausgeschüttet.
Der Parasympathikus hingegen ist für Entspannung und Regeneration verantwortlich. Die Herzfrequenz verlangsamt sich wieder, der Blutdruck sinkt, der Verdauungsvorgang wird aufgenommen, die Muskeln entspannen sich wieder und der Adrenalinspiegel sinkt.
Dieser Kreislauf funktioniert in der Regel reibungslos. Aber bei übermäßigen oder immer wiederkehrenden Belastungen kann das Nervensystem aus dem Gleichgewicht geraten. Der Sympathikus ist mit all seinen körperlichen Auswirkungen überaktiviert und der Betroffene ist in einer Daueranspannung gefangen. Das sind die Auswirkungen von Stress, über den wir heute alle klagen!

DMSO hat eine sanfte, aber durchaus deutliche Wirkung auf diesen Regelkreislauf, indem es die Cholesterinase hemmt. Die Cholesterinase ist verantwortlich für den Abbau des im Nervensystem wichtigen Neurotransmitters Acetylcholin. Das führt dazu, dass der Parasympathikus, der ja für Entspannung und Erholung verantwortlich ist, in unserem Körper ein wenig die Oberhand gewinnt.

Es kann nicht oft genug betont werden, wie wichtig es für unsere Gesundheit und unser Wohlbefinden ist, regelmäßig Zeiten der Regeneration und der Ruhe in den Alltag einzuplanen. Die meisten Menschen sind heutzutage in einem Zustand des Dauerstresses gefangen, der nach und nach an die Substanz geht und auf längere Sicht für Körper und Seele sehr anstrengend ist. Abgesehen davon, dass wir uns nicht wirklich gut fühlen, wenn auf Dauer der Sympathikus dominiert und wir gestresst und überlastet sind, werden wichtige Reparaturarbeiten an unseren Zellen aufgeschoben. Zellen scheiden weniger Abbaustoffe aus und nehmen weit weniger neue Stoffe auf, die der Körper benötigt, um leistungsfähig und fit zu sein. Das ist der Grund, warum uns Stress alt und verbraucht aussehen lässt; weil wir es dann auch sind!

Dieses Lahmlegen des Stoffwechsels macht uns anfällig für alle möglichen Krankheiten. Auch die konventionelle Medizin trifft heute die Aussage, dass bei 90 % aller Krankheiten Stress eine bedeutende Mitursache ist.

Die beruhigende Wirkung von DMSO ist zwar gewiss nicht das vordergründigste Merkmal und vermutlich nimmt niemand DMSO vor allem wegen dieser Eigenschaft ein, aber wir sollten diese Beruhigung unseres Systems ruhig neben den weiteren Wirkungen willkommen heißen.

Die membrandurchdringende Fähigkeit von DMSO

DMSO hat die einzigartige Fähigkeit, durch organische Stoffe, d.h. durch Zellwände, Zellstrukturen, die Blut-Hirn-Schranke, durch jedes Gewebe im Körper hindurchdringen zu können. Das macht DMSO sehr wirksam bei Erkrankungen von Strukturen, die tief im Körper liegen oder schlecht über den Blutkreislauf zu erreichen sind. DMSO ist nicht wie andere Arzneien auf den Blutkreislauf angewiesen, sondern diffundiert einfach durch das Gewebe hindurch. Das liegt, wie schon erwähnt, an seiner einzigartigen Molekularstruktur.

Diese Fähigkeit macht DMSO zusätzlich zu seinen eigenen beeindruckenden heilenden Eigenschaften auch interessant, wenn es darum geht, andere Arzneien mit in den Körper zu schleusen. DMSO als potentes Lösungsmittel verbindet sich mit anderen Stoffen und trägt sie huckepack mit hinein in das Gewebe. Das kann sehr wichtig sein, wenn es darum geht, ein Medikament überhaupt an den Ort zu bringen, an dem es wirken soll. Zudem können Nebenwirkungen sehr reduziert werden, da weniger Arznei benötigt wird, weil sie gezielt eingesetzt werden kann.
Inwieweit ein Stoff überhaupt mitgenommen werden kann, hängt von seiner Molekularstruktur ab. Jedoch hat DMSO eine breite Wirkung und nimmt die meisten Stoffe und Arzneien mit in den Körper.

Wenn man z.B. Kortison hochdosiert länger als zwei Wochen einnimmt, kann es leicht zu dem gefürchteten Cushing-Syndrom kommen. Mit zusätzlicher Gabe von DMSO kann die Dosis um 10 bis 1000 Mal reduziert werden (bitte machen Sie das aber nicht in eigener Regie, sondern vertrauen Sie sich für eine eventuelle Reduzierung des Kortisons einem erfahrenen Arzt oder Heilpraktiker an).

Es gibt im Moment nur wenige Medikamente der Pharmafirmen, die DMSO enthalten. In diesen Arzneien sind immer Stoffe enthalten, die von dem DMSO besser in den Körper hinein getragen werden sollen. Daran sieht man, dass Pharmafirmen im Moment vorwiegend an der Fähigkeit von DMSO, andere Stoffe mit in den Körper zu nehmen, interessiert sind und nicht an seinen anderen nützlichen Eigenschaften.

DMSO glättet Narbengewebe

Kollagen ist im menschlichen Körper mit 30 % Anteil das am häufigsten vorkommende Eiweiß und wesentlicher Bestandteil von Knochen, Zähnen, Knorpel, Sehnen, Bänder und der Haut. In all diesen Strukturen bildet Kollagen sozusagen das Gerüst, das Stabilität und Festigkeit gewährleistet, denn Kollagenfasern besitzen eine enorme Zugfestigkeit und sind kaum dehnbar. In all diesen Strukturen ist jedoch ein ständiger Umbau im Gange; Kollagenfasern werden abgebaut und woanders wieder aufgebaut, je nachdem, was der Körper gerade benötigt. Dabei ist es wichtig, dass dieser Auf- und Abbau im Gleichgewicht bleibt und nicht zu viele Kollagenfasern an den falschen Stellen gebildet werden. Genau dafür wird das Enzym Kollagenase gebraucht, das fähig ist, überschießendes Bindegewebe (Kollagenfasern) abzubauen.

DMSO fördert die Arbeit der Kollagenase und kann deshalb bei verschiedensten Beschwerden, die mit wucherndem Kollagen zu tun haben, helfen. Das hauptsächliche Anwendungsgebiet sind wulstige und schlecht verheilte Narben. Dabei sind einerseits die optisch unschönen Narben auf der Haut gemeint, aber auch die inneren Narben, die häu-

fig nach Operationen auftreten. Auch diese können zu Wulstbildung und Wucherung neigen und zu Schmerzen und weiteren Beschwerden führen. Die Anwendung von DMSO über mehrere Wochen bis Monate lässt die Narben glatt, hell, unempfindlich und unauffällig werden, indem es den Umbau zu möglichst „normalem" Gewebe gestaltet.
Auch der manchmal nach Knochenbrüchen auftretenden übermäßigen Kallusbildung, die zu Bewegungseinschränkungen führen kann, kann man mit DMSO gut entgegentreten.

DMSO wirkt immunstärkend

DMSO erhöht die Zahl der Leukozyten (weiße Blutkörperchen), die für die Abwehr von Krankheitserregern zuständig sind.
Auch vermehrt DMSO die Ausschüttung des Makrophagenmigrations-Hemmfaktors (MIF) und eines zweiten Faktors, der MIF unterstützt. Makrophagen sind große weiße Blutkörperchen, die fremde Eiweiße, also auch Mikroorganismen und entartete Zellen, zerstören und verschlingen. Das Immunsystem arbeitet auf diese Weise weit effektiver. Wenn mehr MIF durch DMSO im Gewebe ist, bringt es die Makrophagen dazu, an dem Ort zu bleiben, wo sie gebraucht werden, bei Verletzungen oder einem anderen Krankheitsgeschehen, und verhindert, dass sie wieder abwandern. Makrophagen fressen entartete Krebszellen und fremde Keime und wirken wie eine Art natürliche Chemotherapie im Körper.

Dieser immunmodulierende Effekt bei Lymphozyten (die ebenfalls zu den weißen Blutkörperchen gehören) regt auch die Zahl der Lymphokine wie Interferon u.a. an, die den Fluss der Lymphe durch die Gefäße stimulieren.
Bei Krankheiten wie Multiple Sklerosis, Rheumatoide Arthritis, Colitis oder Krebs, die damit zu tun haben, dass Zellen weniger gut auf verschiedene Stoffe ansprechen, kann DMSO hilfreich dabei sein, diese gestörte Immunantwort wieder ins Lot zu bringen und eine normale Zellfunktion zu gewährleisten.

DMSO verbessert die Sauerstoffsättigung im Gewebe

Viele plötzliche Notfälle wie Schlaganfälle und Herzinfarkte gehen mit einer unzureichenden Sauerstoffversorgung einher. Bei all diesen Notfällen würde man weit bessere Ergebnisse erzielen, wenn DMSO bei der Notfalltherapie eingesetzt werden würde.

DMSO erweitert wirksam die Blutgefäße und kann so mehr Blut durch den Körper schicken.
DMSO hilft auch, Sauerstoff in besserem Maße durch das Gewebe diffundieren zu lassen, was bei einem verstopften Gefäß und nach Sauerstoff lechzendem Gewebe lebensrettend sein kann. Das kann nach einem Infarkt den Unterschied machen, ob das Gewebe abstirbt oder, nachdem der Thrombus aufgelöst wurde, sich wieder erholt.

James Finney und seine wissenschaftlichen Kollegen führten zu diesem Thema eine interessante Studie an Schweinen und Kaninchen durch. Sie unterbanden den koronaren Blutfluss und gaben den Tieren DMSO zusammen mit Wasserstoffperoxid. Die Herzmuskulatur der Tiere funktionierte trotzdem weiter. Das bedeutet, sie hatten genug Sauerstoff im Gewebe, was eigentlich nicht hätte sein können. So sehr ich solche Tierversuche verurteile, zeigen sie doch, dass hochdosiertes DMSO wirksam bei Ischämien im Gewebe helfen kann.

DMSO wirkt auch antithrombotisch, d.h. dass es die Thrombozyten in geringem Maße am Verklumpen hemmt. Das ist z..B. bei der Gefahr von Blutgerinnseln in Beinen, die bis in die Lunge gespült werden und dort einen Infarkt auslösen können, sehr hilfreich.

Diese verschiedenen Eigenschaften, dass DMSO Sauerstoff in das Gewebe schleust, die Blutgefäße erweitert und einer Verklumpung im Blut entgegen wirkt, sind bei der Behandlung von Herz-Kreislauf-Erkrankungen hoch gefragt und werden seit Jahrzehnten vielfach bei Beschwerden angewandt.

Bei Krankheiten wie Angina Pectoris und arterieller peripherer Verschlusskrankheit und anderen, die mit verengten Gefäßen und einem dauerndem Sauerstoffmangel im Gewebe einhergehen, ist es somit sehr hilfreich, als Dauertherapie eine tägliche Dosis DMSO zur verbesserten Sauerstoffversorgung des Gewebes zu einzunehmen.

Weitere Eigenschaften von DMSO

Doch das ist noch nicht alles was DMSO für das Herz-Kreislauf-System tun kann. DMSO wirkt auch herzstärkend, indem es das Einströmen von Kalzium in die Muskelzellen vermindert.

Zudem wirkt es antisklerotisch, hilft also die Gefäße elastisch und frei von Ablagerungen zu halten. Arteriosklerose ist eine weit verbreitete Krankheit, die mit verengten versteiften Gefäßen einhergeht und sich langsam und unbemerkt über Jahrzehnte hinweg entwickelt. Da Arteriosklerose als Risikofaktor für Bluthochdruck und später für Infarkte gilt, kann DMSO hier wirksam dagegen halten.

DMSO wirkt diuretisch, d.h. dass die Nieren angeregt werden, mehr Urin auszuscheiden. Das ist bei verschiedenen Erkrankungen wie Bluthochdruck, Herzinsuffizienz oder Ödemen hilfreich, da es das Blutvolumen etwas verringert und so den Körper entlasten kann.

Des Weiteren wirkt DMSO muskelentspannend und fördert die Heilung von Wunden. Auch wirkt es antianämisch, d.h. gegen Blutarmut.

Die spannende Geschichte von DMSO

Es gibt kaum ein Heilmittel, das über viele Jahre hinweg so kontrovers betrachtet wurde wie DMSO, und das trotz seiner überragenden heilenden Fähigkeiten. Die Pharmafirmen sahen in DMSO ein gefährliches Konkurrenzprodukt, und für viele Ärzte und Institutionen schien es einfach „zu gut, um wahr zu sein" und wurde deswegen mit Misstrauen betrachtet. Demgegenüber stehen Tausende begeisterter Anhänger, unter anderem viele Mediziner und Wissenschaftler.

DMSO wurde das erste Mal im Jahre 1866 von dem russischen Wissenschaftler Alexander Saytzeff synthetisiert. Die Substanz war farblos, fühlte sich bei Berührung ölig an und hinterließ einen Nachgeschmack, vergleichbar dem mit Muscheln oder Austern. Dr. Saytzeff und seine Kollegen wurden neugierig, da diese neue Substanz sich mit fast allen Chemikalien verband, mit denen sie sie in Kontakt brachten. Offensichtlich hatten sie ein hervorragendes neues Lösungsmittel gefunden. Dr. Saytzeff brachte im Jahre 1867 einen Artikel über DMSO bei einer deutschen Zeitschrift für Chemie unter, und für die nächsten 80 Jahre sollte dies die einzige Veröffentlichung über DMSO bleiben.
Bis nach dem zweiten Weltkrieg das Interesse an DMSO erneut erwachte und verschiedene Arbeiten von Chemikern erschienen, die die gute Lösungsfähigkeit von DMSO herausstellten. Im Jahr 1959 stellte eine Gruppe von Wissenschaftlern in Großbritannien fest, dass die Lösung rote Blutkörperchen und anderes Gewebe wirksam vor Frost schützen kann.
Dr. H. Harry Szmant, Vorsitzender der Chemieabteilung der University von Detroit erklärte, dass DMSO eine unglaubliche Fähigkeit habe, andere Substanzen aufzulösen. Das einzigartige Vermögen von DMSO, in lebendes Gewebe einzudringen, komme sehr wahrscheinlich von seiner relativ polaren Struktur, seiner Fähigkeit, Wasserstoffverbindungen einzugehen und seiner ziemlich kleinen und kompakten Struktur.

Die Pioniere von DMSO: Dr. Jacob und Dr. Henschler

Im Jahre 1962 begann der amerikanische Chirurg Dr. Jacob von der Oregon Health Sciences University in Portland, sich für DMSO zu interessieren. Er suchte ein Konservierungsmittel für Nieren, die transplantiert werden sollten, und bat Dr. Robert Henschler, der als Leiter der Forschungsabteilung bei der Crown Zellerbach Corporation, einer Papierfabrik, arbeitete, ihm DMSO zu besorgen. Sie tauschten sich über ihre Beobachtungen aus, dass DMSO offensichtlich andere Stoffe mit in den Körper tragen würde und waren einer Meinung, dass man dieses Phänomen weiter untersuchen sollte.

Daraufhin arbeiteten Dr. Jacob und Dr. Herschler zusammen und erforschten DMSO an Pflanzen, Tieren und später auch in Einzelfällen am Menschen. Zuerst wurde der trocknende Effekt von DMSO bekannt, was es immens brauchbar für die Verwendung bei Brandwunden macht. „Von diesem Punkt an verbreitete sich der Gebrauch von DMSO wie ein Lauffeuer", sagte Dr. Jacob in einem Interview. Diese frühen Studienergebnisse zeigen, dass DMSO Schmerzen lindert, Schwellungen vermindert, bakterienhemmend, muskelentspannend und diuretisch wirkt, Narbengewebe glättet und die Wirkung anderer gleichzeitig gegebener Substanzen verstärkt. Patienten wandten es bei sich selbst an und berichteten von einer Linderung von Kopfschmerzen, Nebenhöhlenentzündungen, rheumatischen Beschwerden und Verstauchungen. Zudem gewannen Dr. Jacob und Dr. Herschler die Erkenntnis, dass DMSO, obwohl es schnell und tief in das Gewebe eindringt, keine Nebenwirkungen außer vorübergehenden Hautausschlägen verursacht.

Dr. Jacob veröffentlichte im Jahre 1964 den ersten Bericht über DMSO als Therapeutikum, der viel Aufmerksamkeit erfuhr. Ende 1963 schon hatte die FDA, die Food and Drug Administration in den USA, Versuche an Menschen erlaubt. DMSO wurde einer Anzahl Menschen im medizinischen Bereich, Tierärzten, Ärzten, Krankenschwestern, Physiothe-

rapeuten und Zahnärzten, kostenlos zur Verfügung gestellt. Sie sollten die neue Substanz, die so vielversprechend war, an sich und ihren Patienten ausprobieren. 1965 hatten schon ungefähr 100.000 Menschen DMSO für verschiedenste Beschwerden erhalten.
Trotz der vielfach positiven Auswirkung von DMSO auf die Gesundheit waren auch dann vielen Forschern die Befunde noch nicht ausreichend gesichert. Der Blick richtete sich auf mögliche noch nicht erkannte Nebenwirkungen. Zudem war noch nicht ausreichend geklärt, wie das DMSO denn im Körper seine Wirkung entfaltet.
Als im Jahre 1965 drei Anträge auf ein neues Arzneimittel bei der FDA eingereicht wurden, wurden alle drei abgelehnt. Die FDA wies an, alle klinischen Versuche abzubrechen. Als Erklärung brachte die FDA toxikologische Studien vor, die zeigten, dass hohe Dosen von DMSO den Brechungsindex bei manchen Säugetieren verändert hatte. Das bedeutete, dass die Tiere nicht mehr so gut fokussieren konnten und eine Trübung ihrer Linsen aufgetreten war. Die Behörde war besorgt, dass dies auch bei Menschen geschehen würde.
Ein Jahr später wurde dieses strenge Verbot etwas gelockert und es wurden Forschungen zu den Krankheiten Sklerodermie, Gürtelrose und rheumatischer Arthritis zugelassen. Zudem wurde DMSO für die Anwendung auf der Haut zugelassen, z.B. bei Verstauchungen oder Sehnenscheidenentzündungen. Die Lockerung der Regeln basierte auf einer toxikologischen Studie, die gezeigt hatte, dass DMSO für das menschliche Auge nicht toxikologisch ist.

Die FDA, die traditionell den Pharmafirmen nahe steht und zu sehr, wie Kritiker sagen, auf deren Interessen hört, lehnte in den folgenden Jahren jeden Antrag, DMSO als Heilmittel zuzulassen, ab. Es waren so viele Anträge, wie eine Mitarbeiterin der FDA in einem Interview einmal zugab, dass sie völlig überlastet waren. Es braucht nicht viel Fantasie, sich vorzustellen, dass die Pharmafirmen nicht begeistert von dem Alleskönner DMSO waren, den sie nicht patentieren und damit zu Geld machen konnten. Im Gegenteil: wenn Millionen von Menschen sich

selbst mit DMSO behandeln und selbst Ärzte breitflächig DMSO verschreiben würden, gingen die finanziellen Einbußen in die Milliarden. Obwohl Forschungen zugelassen worden waren und die Ergebnisse sehr positiv waren, blieb DMSO in den USA weiterhin verboten. Bis 1983 wurden 1500 Studien zu DMSO mit ca. 120.000 Patienten mit verschiedensten Gesundheitsproblemen eingereicht. Internationale Symposien wurden gehalten, um sich noch mehr über DMSO auszutauschen. Ein kleines Zugeständnis machte die FDA: 1978 ließ sie DMSO zur Therapie bei interstitieller Zystitis (eine chronisch verlaufende schmerzhafte Blasenentzündung) zu.
Die FDA hielt jedoch weiter an ihrer Entscheidung fest, weder weiterführende Studien noch DMSO als Heilmittel zuzulassen.

Die Öffentlichkeit umgeht das DMSO-Verbot

Da jedoch viele Ärzte und Patienten so hervorragende Ergebnisse mit DMSO erzielt hatten, wurde dieses Verbot nicht gerade begeistert aufgenommen. Es war sowieso sehr leicht, das Verbot von DMSO zu unterlaufen, da es als Lösungsmittel in jedem Baumarkt angeboten wurde. DMSO verbreitete sich vor allem über Mundpropaganda, und auch Ärzte und Tierärzte gaben es unter der Hand weiter. Mehrere Staaten der USA lehnten sich gegen das Dekret auf und legalisierten DMSO in ihrem Bundesstaat. Tausende von Menschen fuhren fort, DMSO einzunehmen, allerdings oft in minderwertiger Qualität und zu überhöhten Preisen.

1980 wurde im Fernsehsender CBS die beliebte Sendung „60 Minutes" mit dem Thema „The Riddle of DMSO" (das Rätsel von DMSO) ausgestrahlt. Inhalt war unter anderem die Filmaufnahmen mehrerer Patienten, die unter unerträglichen Schmerzen litten und durch DMSO davon befreit worden waren (geben Sie einfach DMSO und Dr. Stanley Jacob bei youtube ein, dann können Sie es, allerdings auf englisch, ebenfalls anschauen). Viele Millionen Zuschauer sahen diese Sendung; danach konnte sich Dr. Jacob, der in der Sendung als behan-

delnder Arzt erwähnt worden war, nicht mehr vor Patientenanfragen retten. Auch die Telefone bei anderen Ärzten und Apotheken hielten für Tage nicht mehr still. Die Öffentlichkeit verlangte nach DMSO!
Der Verbrauch von DMSO stieg weiter. Unzählige Menschen nahmen es in eigener Regie ein, da sie keine Ärzte fanden, die sich damit auskannten. Trotzdem gab es keine Berichte von ernsthaften Nebenwirkungen. Dr. Morton Walker schreibt 1993 dazu in seinem empfehlenswerten Buch „DMSO – Nature's Healer“: „DMSO befand sich seit 1964 im allgemeinen offiziellen Gebrauch. Es wurde von zehntausenden Amerikanern angewandt und bis heute wurde von keiner Toxizität berichtet, weder in den Berichten der Verbraucher, auf Treffen von Medizinern, in der wissenschaftlichen Literatur, während der vier internationalen DMSO-Symposien oder sonst irgendwo.“

Bis heute hält die FDA an ihrem Verbot fest. Nichtsdestotrotz wird DMSO immer mehr genutzt. In den letzten Jahren erlebt DMSO eine erneute Renaissance. Auch Ärzte in den USA dürfen ganz legal mit DMSO behandeln, was nur viele Ärzte nicht wissen. Wenn ein Arzneimittel für eine Krankheit einmal zugelassen wurde (wie DMSO für interstitielle Zystitis), liegt es im Ermessen des Arztes, es auch für andere Beschwerden zu verschreiben. Dies wurde in einer Gerichtsverhandlung eindeutig festgestellt.

DMSO in Deutschland

Auch in Deutschland kann man nach dem in den letzten Jahrzehnten immer wieder aufflackerndem Interesse an DMSO heute geradezu von einem fulminanten Comeback reden. Das allgemeine Interesse an natürlichen Heilmitteln ist stark gewachsen und speziell DMSO erlebt jetzt eine starke Nachfrage, obwohl es auch in Deutschland immer noch nicht als Heilmittel zugelassen ist. Aber um es ganz klar zu sagen: es ist nicht verboten, DMSO zu kaufen und selbst einzunehmen! Es ist nur nicht als Heilmittel deklariert. Der Kauf ist absolut legal!

Anwender tauschen sich in Internetforen aus, Bücher werden über DMSO geschrieben und es gibt vor allem im Internethandel zahlreiche Anbieter der Lösung. Es ist kein Problem mehr, reines qualitativ hochwertiges DMSO zu bekommen.
Da in Deutschland ebenfalls nicht mit den heilenden Eigenschaften von DMSO geworben werden darf, ist es allerdings immer als Lösungsmittel deklariert. Die Zielgruppe weiß jedoch genau, was sie da bekommt! Was Sie beim Kauf von DMSO beachten sollten, wird im Kapitel „Anwendung und Dosierung“ genau erklärt.

DMSO ist ein sehr sicheres Heilmittel

Nach jahrelanger Forschung kann man zu Recht sagen, dass DMSO sich ausschließlich positiv auswirkt, wenn wir es in den Körper bringen. Wie schon im vorigen Kapitel erwähnt, ist DMSO seit den 60er Jahren des vorigen Jahrhunderts in vielen klinischen und experimentellen Studien erforscht worden. Die Zahl der damit behandelten Menschen geht inzwischen in die Hunderttausende.
DMSO ist nicht krebserregend, nicht allergen und insgesamt äußerst gut verträglich. Es ist nach Dr. Walker „mehr als sieben Mal sicherer als Aspirin“, was eine Arznei ist, die jeder kennt und wohl auch schon eingenommen hat. Unter Aspirin-Einnahme hat es jedoch Tote gegeben, mit DMSO nicht.

DMSO gehört zu den Mitteln, die äußerst eingehend untersucht wurden. Ein neuer Stoff oder ein neues Arzneimittel wird in der Regel einer ausführlichen Toxizitätsprüfung unterzogen, d.h. es wird an Fischen, Vögeln und an Säugetieren geprüft. Zur Bestimmung der Toxizität wird der LD50-Wert herangezogen, das ist der Wert, ab welcher massiver Überdosierung 50 % der Versuchstiere sterben. Bei diesen Prüfungen, die normalerweise ein bis vier Wochen andauern, konnte man kaum genug DMSO in die Versuchstiere hinein bekommen, da DMSO sich als so gut verträglich erwies, dass die toxische Grenze kaum gefunden werden konnte. Der einzige negative Effekt war, dass bei Kaninchen, Hunden und Schweinen die bereits erwähnte Linsentrübung festgestellt wurde. Beim Menschen ist dies nie beobachtet worden.

In einer vielbeachteten Studie wurde DMSO in hohen Dosen auch am Menschen erforscht. Dr. Brobyn vom Bainbridge Medical Center in Washington erhielt im Jahre 1967 von der FDA die Erlaubnis, die Auswirkungen von großen Mengen DMSO zum ersten Mal an Menschen zu untersuchen. Vor allem ging es hier um die Frage, ob DMSO schädlich für die Augen sei.

65 gesunde Häftlinge aus Kalifornien meldeten sich freiwillig und bekamen 14 Tage lang ein 80prozentiges DMSO-Gel über die Haut verabreicht. Die Dosierung war 1 g pro kg Körpergewicht, also beträchtlich mehr als die normale DMSO-Dosierung. Wenn jemand also 70 kg wog, bekam er 70 g DMSO am Tag; über zwei Wochen hinweg eine riesige Menge DMSO! Doch dies wurde von allen Häftlingen ohne Ausnahme gut vertragen.
In einem weiteren Versuch rieb sich eine zweite Gruppe von 40 gesunden Häftlingen drei Monate lang vollständig mit DMSO ein. Alle Körperparameter wie Blut, Urin, Leberwerte, Lungenfunktion und andere Werte wurden wiederholt gemessen. Vor allem die Augen wurden mit unterschiedlichsten Methoden untersucht, um nicht vielleicht doch dieselbe Linsentrübung wie bei den betroffenen Säugetieren festzustellen. Es wurden keine schädliche Auswirkungen durch das DMSO festgestellt, auch nicht an den Augen.
Dr. Brobyn erklärte abschließend, dass eine sehr ausführliche Toxizitätsstudie mit der drei- bis 30fachen der normalen Behandlungsdosis durchgeführt worden sei. Er sagte, er sei sehr froh, diese Daten präsentieren zu können, so dass ein für allemal der Mythos ausgeräumt werden könne, dass DMSO in irgendeiner Weise schädlich oder gefährlich sei.

Wenn man bedenkt, welch große Menge DMSO die Häftlinge über viele Wochen einnahmen, ist die Sicherheit und Unbedenklichkeit von DMSO bewiesen. Da man allerdings eine sehr große Menge DMSO auf die Haut brachte, musste ein kleiner Teil der Probanden die Behandlung wegen Hautirritationen wie Rötung der Haut und Juckreiz abbrechen. Diese Irritationen sind allerdings eher als Nebenerscheinung von DMSO einzustufen.
Im Regelfall werden Sie für Ihre eigene Behandlung eine vielfach geringere Menge DMSO zu sich nehmen. DMSO wird generell hervorragend vertragen und ist eines der am wenigsten toxischen Heilmittel, die es gibt.

Nebenwirkungen von DMSO

DMSO hat für viele Menschen einen so großen Nutzen, dass sie die wenigen leichten Nebenwirkungen gerne in Kauf nehmen.
Wenn man DMSO auf die Haut aufträgt, führt dies oft zu einer stärkeren Durchblutung; infolgedessen kann es als Nebeneffekt zu Hautrötungen, Juckreiz oder leichtem Brennen kommen. In der Regel geht dies in wenigen Minuten wieder vorbei, wenn die Lösung in die Haut eingezogen ist. Wenn die Missempfindungen zu störend sein sollten, kann man die Lösung auch sofort wieder von der Haut abwaschen, woraufhin das Brennen und der Juckreiz sofort nachlassen. Dieser Effekt kann auch bei normaler Dosis auftreten und normalerweise gibt sich das nach wenigen Anwendungen, weil die Haut sich dann an das DMSO gewöhnt hat. Deshalb sollte man DMSO nur mit Wasser verdünnt auf die Haut bringen. Sehr hellhäutige Menschen und Menschen mit blauen Augen und blonden oder roten Haaren scheinen empfindlicher auf DMSO zu reagieren.
Sehr selten sind auch leichte Kopfschmerzen, leichte Schwindelgefühle (da DMSO die Gefäße weitet) oder Durchfall beschrieben worden. Das geht in der Regel nach einem Tag wieder vorbei.

In einem Fall habe ich erlebt, als ich einem Bekannten DMSO auf den verstauchten Knöchel auftrug, dass er nach ca. 20 Sekunden Nasenbluten bekam. Er erzählte, dass er gerade eben vor zehn Minuten schon Nasenbluten gehabt habe, als es mit dem DMSO nun wieder begann. Das ist natürlich auf die blutverdünnende Eigenschaft von DMSO zurück zu führen. Nach sehr kurzer Zeit stoppte das Nasenbluten ganz.

Wenn man enorme Dosen DMSO gibt (mehr als 1 g pro kg Körpergewicht pro Tag), wie es bei schweren Infarkten und Hirnödemen angezeigt ist, besteht die Gefahr der Nierenschädigung und der Hämolyse, d.h. dass Blutkörperchen sich auflösen. Trotzdem wird in der Regel DMSO weiter gegeben, da es in solch schweren Fällen meist um Leben und Tod geht. Alle Blut- und Nierenwerte werden dann natürlich laufend untersucht, um zu entscheiden, wie man weiter verfährt. Aber das sind Extrembeispiele. Die normale therapeutische Dosis ist weit geringer als 1 g pro Kilogramm.

Geruch nach Knoblauch

Ein weiterer Nebeneffekt von DMSO ist zwar vollkommen harmlos, aber doch unangenehm. Ein sehr geringer Teil von DMSO (1 %) wird im Körper zu einem Stoff umgewandelt, der leicht knoblauchartig (manche sagen auch, nach Austern) riecht. Dieser leichte Knoblauchgeruch, der aus dem Mund strömt (wenn man DMSO trinkt) oder vom Körper ausgeht kann vor allem für die Mitmenschen eine Belastung darstellen. Selbst merkt man gar nicht so viel davon. Wenn aber Beschwerden verschwinden sollen, muss man sich entscheiden, was wichtiger ist.
Aber da die meisten Selbstanwender DMSO meist nicht in riesengroßen Mengen zur Daueranwendung benutzen, lässt sich dieser Geruch meist einigermaßen im Zaum halten.
Allerdings hat mir schon einmal jemand berichtet, dass er, wenn er eine gute Dosis genommen hat, aus Rücksicht auf seine Frau zum Schlafen in das zweite Schlafzimmer ausweichen würde. Wenn man kleinere Mengen lokal auf Gelenke einreibt, merkt man nur wenig von dem Knoblauchgeruch.
Ich habe auch schon einiges an DMSO genommen, ohne dass meine MItmenschen, die ich nach dem Geruch fragte, davon etwas bemerkt hätten. Probieren Sie es einfach aus!

DMSO bei Schmerzen und Entzündungen

Mehrere Millionen Menschen in Deutschland leiden an chronischen Schmerzerkrankungen, die ganz verschiedene Ursachen haben können. Doch allen gemein ist, dass der Schmerz auf Dauer die Seele zermürbt und die Lebensqualität der betroffenen Menschen sehr einschränkt, bis hin zu dem, dass kein gesunder Schlaf und kein normales Leben mehr möglich sind. Leider weisen viele Schmerzmittel umfangreiche Nebenwirkungen auf, die die Menschen zusätzlich quälen.
DMSO ist da eine wunderbare Alternative und hat schon Hunderttausenden von Menschen bei der Linderung ihrer Schmerzen geholfen. Ob Kopfschmerzen, akute oder chronischen Gelenkschmerzen, Muskelschmerzen, Tumorschmerzen oder Schmerzen nach Verletzungen oder Operationen, bei allen Schmerzen hilft DMSO schnell und sicher. Oft beseitigt DMSO nicht nur die Schmerzen, sondern führt zu einer echten Heilung, indem es die Ursache des Schmerzes wie z.B. die Entzündung beseitigt.

Arthrose und Arthritis

Arthrose ist eine degenerative Gelenkerkrankung, bei der alle möglichen Gelenke betroffen sein können. Diese Gelenkschäden können starke Schmerzen auslösen und die Gelenke steif werden lassen. Da sehr viele Menschen unter Arthrose leiden und die Schulmedizin keine effektive Strategie vorweisen kann – es sogar als nicht heilbar gilt – ist eine alternative Therapie unter den Betroffenen sehr gefragt.
Unter Arthritis versteht man eine Gelenkentzündung, die verschiedene Ursachen haben kann. Die häufigste Gelenkentzündung ist die rheumatoide Arthritis, eine Autoimmunerkrankung. Es kann aber noch verschiedene andere Ursachen geben, wie z.B. Bakterien, die zu einer Entzündung des Gelenks führen. Auch eine Arthritis ist sehr schmerzhaft und geht mit Schwellungen, Rötungen und Einschränkungen der Beweglichkeit einher, bis hin zu dem, dass die Gelenke von der Entzündung zerstört werden.

Die Volkskrankheiten Arthrose und Arthritis sind seit Jahrzehnten eines der Hauptanwendungsgebiete von DMSO. Ich habe ja schon berichtet, dass sich DMSO in den 70ern und 80ern des letzten Jahrhundert (in den USA) viel über Mundpropaganda verbreitete. Die meisten Menschen, die sich von dem neuen Mittel Linderung ihrer Leiden erhofften, waren Menschen mit schmerzhaften Gelenkerkrankungen wie Arthrose und Arthritis. Zehntausende fuhren auch über die Grenze nach Mexiko zu den neu entstandenen DMSO-Kliniken (bis 1991 waren sieben Kliniken entstanden) und kehrten nach ein- oder zweiwöchiger Behandlung mit weniger Beschwerden zurück.

Da das Knorpelgewebe nur schlecht an den Blutkreislauf angeschlossen ist, hilft DMSO, Nährstoffe an die Gelenke zu bringen, so dass sich die Knorpel besser regenerieren können. Zudem sind die typischen Eigenschaften von DMSO sehr hilfreich bei Arthrose wie Arthritis: DMSO wirkt hier schmerzlindernd, entzündungshemmend und zellregenerierend.

Dr. Walker beschreibt in seinem schon erwähnten Buch den Fall der 64jährigen Patientin Ruth Lewis, die schon 20 Jahre an rheumatoider Arthritis litt und sich nur noch mit einer vierbeinigen Gehhilfe fortbewegen konnte. Alle bisherigen Anwendungen waren bisher ohne Erfolg geblieben. Nachdem sie zusätzlich noch eine Rückenverletzung erlitten hatte und ihr sechs Monate strengste Bettruhe verordnet worden war, fürchtete sie, danach nicht wieder laufen zu können. Ihre Ärzte bekräftigten, dass Bettruhe das Einzige sei, dass ihr helfen würde. Ruth Lewis lehnte ab und ließ sich zur DMSO-Behandlung in die Douglas Preventive Medicine Klinik in Georga bringen. Nach zweieinhalb Wochen täglicher Infusionen verließ sie die Klinik frei gehend ohne ihre Gehhilfe oder einen Stock. Über ein Jahr lang hatte sie ihre rechte Hand nicht ganz schließen können und konnte wegen der starken Schmerzen nachts oft nicht schlafen. Nun konnte sie die Hand wieder fest schließen. Sie sagte: „Ich kann nicht beschreiben, was dieses Mittel für mich getan hat. Ich empfehle es nachdrücklich. Ich sah während meines Klinikaufenthalts viele Menschen kommen und gehen. Sie alle liefen gesund hinaus."

Hier ein weiterer Arthritis-Fall: James Singletary aus Texas litt seit über 30 Jahren an rheumatoider Arthritis und nahm deswegen eine Menge unterschiedlicher Medikamente. Im Juni 1990 unterzog sich Mr. Singletary einer fünftägigen intravenösen DMSO-Behandlung. Er sagte, dass der Schmerz, die Schwellung und die Entzündung nachgelassen hätten. Er habe mehr Bewegungsfreiheit in den Schultern und sei an Knien und Füßen schmerzfrei.
Während der letzten Monate haben mich mehrere Leser angerufen oder gemailt, um mir von ihrer Linderung oder Heilung bei Arthrose, Arthritis oder allgemein bei Gelenkbeschwerden zu berichten. Einige davon finden Sie bei den Erfahrungsberichten.

Bei Arthrose und Arthritis tragen Sie zwei bis drei Mal täglich DMSO großflächig auf die betroffenen Gelenke auf. Um die Behandlung zu verstärken, ist es auch hilfreich, jeden Tag einen Teelöffel DMSO in ein Getränk gelöst zu sich zu nehmen. Oft gibt es nach der ersten Anwendung schon eine Linderung der Beschwerden, aber manchmal dauert es auch ein bis zwei Wochen, bis die Schmerzen und Entzündungen deutlich zurück gehen. Wenn Sie nicht innerhalb der ersten drei Tage eine Linderung erfahren, erhöhen Sie Ihre Dosis DMSO deutlich.

Auch wenn DMSO als alleinige Maßnahme sehr viel bewirken kann und oft zur Heilung führt, ist es auch eine Überlegung wert, woher denn überhaupt diese Entzündungen kommen. Nach Meinung von Fachleuten sind sie auf unsere oft unnatürliche Ernährung zurückzuführen. Wir essen zu viel tierisches und zu wenig pflanzliches Eiweiß, zu wenig Gemüse, nehmen viel zu wenig Omega-3-Fettsäuren auf und nur einen Bruchteil der Ballaststoffe, die wir vor Jahrtausenden

gewohnt waren. Dafür sind Zucker und Weißmehl, vor allem Weizenmehl, eine große Belastung für unseren Körper.
Sie werden schon eine starke Veränderung bei Ihrer Arthritis und überhaupt bei jeder Entzündung spüren, wenn Sie Fleisch und Milchprodukte reduzieren oder möglichst ganz weglassen. Erst vor zwei Wochen erzählte mir eine Zufallsbekanntschaft, dass ihre jahrelange Arthritis ihr keinerlei Beschwerden mehr mache, seitdem sie Vegetarierin geworden sei.
HIn und wieder etwas fetten Fisch oder ein Ei sind allerdings förderlich. Essen Sie genügend Eiweiß in Form von Nüssen und Hülsenfrüchten und natürlich viel Gemüse und Obst. Vor allem: kein Zucker und kein Weißmehl! Diese Ernährungsform wird Ihrem ganzen Körper guttun und Ihnen ungeahnte Energie schenken. Zudem sollten Sie bei allen Entzündungen Omega-3-Fettsäuren in Form von Leinöl oder Fischöltabletten zu sich nehmen. Omega-3-Fettsäuren reduzieren Entzündungen im ganzen Körper und haben weitreichende positive Auswirkungen auf unsere Gesundheit.

Fibromyalgie

Fibromyalgie ist eine recht häufige Erkrankung, die sich von Mensch zu Mensch ganz unterschiedlich äußern kann. Typisch sind diffuse Schmerzen in verschiedenen Körperregionen, vor allem in den Muskeln rund um die Gelenke, Müdigkeit, Erschöpfung, Konzentrationsprobleme und Schlafstörungen. Oft kommen auch Ängste und Depressionen hinzu. Da es viele Erkrankungen mit ähnlichen Symptomen gibt, ist sie recht schwierig zu diagnostizieren und noch schwieriger zu behandeln, da man von unterschiedlichen Ursachen ausgeht, die zu dem Schmerzsyndrom führen können. Die konventionelle medizinische Behandlung hat den Betroffenen leider nur wenig Hilfe zu bieten. Bessere Resultate erreicht man mit DMSO und MSM (das ich weiter hinten im Buch besprechen werde), was kein Wunder ist, wenn man an die starken schmerzstillenden Eigenschaften dieser beiden Heilmittel denkt.

Archie H. Scott beschreibt in seinem Buch „The DMSO Handbook for Doctors“ den Fall einer 75jährigen Frau, die drei Jahre zuvor mit Fibromyalgie diagnostiziert worden war. Zuerst hatte man ihre Schmerzen für psychosomatisch gehalten (was heute immer noch häufig geschieht) und ihr gesagt, dass sich das alles nur in ihrem Kopf abspielen würde. Doch sie wusste, dass sie ein schwerwiegendes gesundheitliches Problem hatte. Sie konnte kaum gehen, so stark waren die Schmerzen. Nachdem sie bei mehreren Ärzten war, wurde die Fibromyalgie festgestellt und sie bekam die üblichen Medikamente wie starke Schmerzmittel und Kortison.
Ein Arzt schlug dann vor, dass sie eine DMSO-Infusion erhalten solle. Gleich nach der ersten Behandlung fühlte sie sich besser und fuhr mit den Infusionen drei Mal die Woche für 10 Wochen fort. An den Tagen, an denen sie keine Infusion bekam, trank sie einen Teelöffel DMSO in Saft aufgelöst. Nach einem Jahr ersetzte sie das DMSO durch MSM. Seit dieser Behandlung sind die Schmerzen stark zurück gegangen und sie genießt wieder ihr Leben.

Phantomschmerzen

Eine außergewöhnliche Anwendung von DMSO wurde, wie Dr. Walker berichtet, nur durch Zufall entdeckt. Frau Goldeman, eine ältere Dame, litt an einer schmerzhaften Schleimbeutelentzündung und wurde deshalb mit DMSO behandelt. Ihre Schulterschmerzen verschwanden, aber auch die Phantomschmerzen, die sie, nachdem ihr vier Jahre zuvor ihr linkes Bein entfernt worden war, plagten. Solche Phantomschmerzen können sehr lästig und schmerzhaft sein. Es fühlt sich so an, als ob der betreffende Körperteil noch da wäre, oft in einer verdrehten schmerzhaften Position. Es kann zu Hitze und Kälteempfindungen kommen, zu Zuckungen und Empfindungsstörungen.
Dr. Walker fragte zehn Jahre später die behandelnde Ärztin nach Frau Goldeman und sie teilte ihm mit, dass ihre Phantomschmerzen nicht wiedergekommen seien und sie sich wohl fühlen würde.

DMSO bei Asthma und Atemwegsbeschwerden

Asthma ist eine chronisch entzündliche Erkrankung der Bronchien, die sehr verbreitet ist und von der Schulmedizin als nicht heilbar gilt Hier hilft DMSO wirksam mit seinen antientzündlichen und antiallergischen Charakteristika. Oft lässt sich Asthma allerdings nur mit einer radikalen Nahrungsumstellung vollständig heilen. Doch auch ohne Änderung Ihrer Gewohnheiten werden Sie mit DMSO zumindest Linderung erfahren.

Bei Asthma ist auch die Vitamin D-Versorgung extrem wichtig und kann eine starke Verbesserung des quälenden Leidens bringen, wie ich schon an mehreren Fällen miterlebt habe. Da in Mitteleuropa mehr als 80 % aller Menschen einen Vitamin D-Mangel aufweisen, wäre es für jeden Menschen angezeigt, zu überprüfen, ob nicht ein Mangel vorliegt. Vitamin D wird für zahlreiche Stoffwechselprozesse gebraucht und beeinflußt 3000 Gene in unserem Körper. Es gibt zahlreiche Krankheiten, bei denen ein Vitamin D3-Mangel mitbeteiligt ist, darunter auch viele chronische wie eben Asthma. Zudem sorgt ein ausreichender Vitamin D-Spiegel für ein gutes Immunsystem.

Tragen Sie das DMSO über die Haut auf oder trinken Sie täglich eine kleine Menge DMSO. Denken Sie daran, die Dosis DMSO großzügig zu erhöhen, wenn Sie keine Veränderung bemerken.

Auch bei allen Atemwegsinfektionen, die durch Viren oder Bakterien ausgelöst sein können und die Nase, den Rachen und die Bronchien betreffen, hilft DMSO wirksam. Meist verläuft die Erkältung kürzer und weniger schwer als gewohnt und Sie haben mit Ihrer Hausarznei gute Chancen, die Erkältung nach zwei bis drei Tagen überstanden zu haben. Nasennebenhöhlenentzündungen lassen sich mit DMSO ebenfalls weit schneller auskurieren, da es die Regeneration des entzündeten Gewebes fördert und die Schleimhaut abschwillt. Bei entzündetem Rachen können Sie mit einer 30prozentigen DMSO-Lösung gurgeln und bei Fließschnupfen mit einer Pipette Nasentropfen in die

Nase geben. Zusätzlich nehmen Sie etwas DMSO über die Haut oder in ein Getränk gemischt auf.

Gute Erfolge gibt es auch bei Lungenemphysem (COPD). Eine vollständige Heilung ist zwar nicht möglich, da das Gewebe irreversibel geschädigt wurde, doch der Patient bekommt etwas mehr Sauerstoff, fühlt sich wohler und ist weniger anfällig für Infekte.

DMSO bei sonstigen Entzündungen

Bei allen entzündlichen Prozessen im Körper wirkt DMSO abschwellend, gefäßerweiternd und entzündungshemmend. Auch bei Blasenentzündungen (die die einzige Erkrankung ist, für die die FDA DMSO frei gegeben hat), entzündlichen Darmerkrankungen wie Morbus Crohn und Colitis ulcerosa, Lungenentzündungen und Infekten jeder Art wirkt DMSO mit seinen spezifischen Eigenschaften.

Um die Wirkung von DMSO noch zu verstärken, ist es hier sehr hilfreich, das DMSO mit MMS/CDL zu mischen. MMS/CDL wirkt hervorragend gegen Bakterien, Viren und Pilze und wird im Kapitel „DMSO zusammen mit anderen Wirkstoffen" vorgestellt.

DMSO bei Herz-Kreislauf-Erkrankungen

Arteriosklerose ist ein weit verbreitetes Leiden und sehr ernst zu nehmen, da es unbehandelt in Folge zu Herzinfarkten und Schlaganfällen führen kann. Man versteht darunter Ablagerungen verschiedenster Art in den Gefäßen, die den Durchmesser der Blutgefäße verringern und den freien Blutfluss einschränken.

DMSO wirkt gefäßerweiternd und hilft, Ablagerungen aus den Gefäßen zu lösen; so kann es sowohl vorbeugend als auch zur Therapie genutzt werden. Natürlich ist es zusätzlich äußerst sinnvoll und auch nötig, Genussgifte und Zucker wegzulassen, auf natürliche Ernährung umzusteigen (möglichst vegetarisch oder vegan) und sich mehr Bewegung zu verschaffen. An dieser Justierung der Lebensführung führt kein Weg vorbei. Auch die gerade bei den Entzündungen erwähnten Omega-3-Fettsäuren sind sehr hilfreich bei Herz-Kreislauf-Erkrankungen. Da Arteriosklerose keine Schmerzen verursacht und sich schleichend über viele Jahre hinweg bildet, erfahren die meisten Menschen allerdings erst etwas von ihrem Leiden, wenn sie plötzlich einen Herzinfarkt oder einen Schlaganfall erleiden.

Eine geringe tägliche Dosis DMSO hilft, Arteriosklerose und weitere daraus folgende Herz-Kreislauf-Erkrankungen zu verhindern.

Dr. Morton Walker erzählt in seinem schon erwähnten Buch „DMSO – Nature's healer" eindrücklich davon, wie er nach jahrzehntelanger Einnahme von DMSO völlig frei von altersbedingter Zivilisationskrankheiten sei (übrigens auch ein guter Nachweis der Unbedenklichkeit von DMSO), während seine Geschwister alle von verschiedenen Leiden geplagt werden.

Nach Infarkten wurde in zahlreichen Fällen beobachtet, dass das durch Sauerstoffmangel geschädigte Gewebe sehr von der Gabe von DMSO profitiert. Dr. Walker zufolge ist hier der Schlüssel zum Erfolg, dass das DMSO so bald wie möglich nach dem Infarkt verabreicht wird, am besten als Infusion. Dabei ist es wichtig, schnell eine sehr große Dosis DMSO in den Körper zu bringen.

Die Dosierung ist 2 g pro kg Körpergewicht pro Tag, was an sich schon für die Ungefährlichkeit von DMSO spricht. Einen potentiell gefährlichen Nebeneffekt hat diese große Menge DMSO allerdings: sie kann zur Hämolyse führen, der Auflösung von roten Blutkörperchen. Da diese Dosierung allerdings nur wenige Tage bis Wochen gegeben wird, spricht sich Dr. Morton Walker dafür aus, das DMSO auch bei Hämolyse weiter zu geben und das Blutbild gut zu beobachten. Das gilt natürlich nur für schwere Infarkte, bei denen man ansonsten bleibende Schäden zu erwarten hätte. Für leichtere Infarkte kann man die Dosierung auf 1 g pro kg Körpergewicht reduzieren.

Doch auch wenn man erst einige Zeit nach dem Infarkt das DMSO verabreicht, kann es noch seine heilende Wirkung entfalten. Archie H. Scott berichtet in seinem Buch über DMSO von einer Frau in Oregon, die erst drei Monate nach ihrem Schlaganfall DMSO verabreicht bekam. Sie lag zu diesem Zeitpunkt in einem Krankenhaus und war seit ihrem Schlaganfall im Koma.
Die Ärzte erwarteten, dass ihr Zustand sich bis zu ihrem Tode nicht verändern würde. Nach drei Monaten begann die Behandlung mit DMSO. Entweder ihr Ehemann oder die Schwestern im Krankenhaus brachten es täglich auf ihren Kopf auf. Nach einem Monat Hoffen und Warten gab es erste Anzeichen dafür, dass sie wieder reagierte. Nach vier Monaten konnte sie nach Hause gehen und fuhr mit der DMSO-Behandlung fort. Zusätzlich zu dem Auftragen von DMSO trank sie einen Teelöffel DMSO jeden Tag in einem Glas Wasser. Mit dieser Behandlung fuhr sie mehrere Jahre fort.
Archie H. Scott kehrte nach drei Jahren zurück, ums zu sehen, wie es ihr ergangen war. Die Frau lebte wieder ein ganz normales Leben und konnte sich ganz wie früher bewegen. Das Einzige, was übrig blieb,

war ein leichter Sprachfehler. Sie erzählte überdies, dass ihr Gedächtnis besser sei als das ihres Ehemannes.

Auch wenn Herzinfarkte oder Schlaganfälle länger zurück liegen sollten, kann man gut an diesem Beispiel sehen, dass sich die Behandlung mit DMSO lohnt. Egal, wie lange das Trauma her ist, DMSO hilft jeglichem Gewebe, sich zu regenerieren, zu heilen und eine bessere Funktion zu erlangen.

Obwohl DMSO blutverdünnend wirkt, d.h. die Fließeigenschaften des Blutes verbessert, kann man es gut mit „konventionellen" Medikamenten zur Blutverdünnung kombinieren.

Natürlich ist Vorbeugung immer besser als Schadensbegrenzung, und deswegen möchte ich Ihnen als Nahrungseränzung auch OPC empfehlen, Traubenkernextrakt, das einen hervorragenden Einfluss auf alle Gefäße im Körper hat. OPC schützt die Faserproteine und erhält die Elastizität der Gefäße. In noch stärkerem Maße als DMSO hilft OPC, die Gefäße von Ablagerungen frei zu halten. Zudem wirkt es blutverdünnend und trägt so dazu bei, Thrombosen zu verhindern und einen guten Blutfluß zu gewährleisten. Weitere Informationen zu OPC und anderen hilfreichen Mitteln finden Sie auch in meinem Buch „Die 10 besten Nahrungsergänzungsmittel."
OPC und Omega-3-Fettsäuren gehören zu den Mitteln, die ich täglich einnehme, um Entzündungen und Herz-Kreislauf-Problemen vorzubeugen.

DMSO bei Hautproblemen

Durch seine abschwellenden, antiallergischen und antientzündlichen Eigenschaften hilft DMSO hervorragend bei allen Hautproblemen. Bei Neurodermitis nimmt es in Minutenschnelle den Juckreiz und hilft der Haut, abzuheilen.

Ebenfalls sehr gute Erfahrungen gibt es mit Schuppenflechte. Eine Frau berichtete mir kürzlich, dass ihre hartnäckige Schuppenflechte, bei der jahrelang Salben kaum geholfen hatten (Kortison war hilfreich, aber das wollte sie wegen der Nebenwirkungen nicht dauerhaft einnehmen) nach zwei Wochen DMSO-Behandlung vollständig abgeheilt war. Die erste Veränderung zeigte sich schon nach einem Tag. Sie hatte drei Mal am Tag DMSO auf die betroffene Stelle aufgetragen und ist glücklich, dass die Haut jetzt so schön aussieht wie früher.

Auch bei allen unklaren Hautausschlägen und Hautirritationen hilft DMSO. Bei Akne, einer entzündlichen Hauterkrankung, die meist in der Jugend auftritt und zu Narben führen kann, hilft DMSO ebenfalls, indem es die Entstehung der neuen Pusteln hemmt und hilft, bestehende abzuheilen. DMSO glättet und strafft die Haut und kann auch gering dosiert zur Verhinderung von Falten im Gesicht benutzt werden.

Da DMSO auch ein wirksames Mittel gegen Pilze ist, kann es sehr gut bei Nagel- und Fußpilz angewandt werden. Man bringt es direkt auf den Nagel auf und in das Gewebe um den Nagel herum. Bei Pilzinfektionen auf der Haut wird DMSO regelmäßig aufgetragen, bis der Pilz verschwunden ist.

Bei Warzen. Hühneraugen, Nagelbettentzündungen und Herpes wird das DMSO aufgetupft. Da in der Regel die Fläche sehr klein ist, kann man bei Warzen und Hühneraugen einen Tropfen DMSO auch pur, d.h. ohne Verdünnung, auf die betroffene Stelle auftragen. Bei Herpes ist

es besser, das DMSO etwas zu verdünnen, da die Haut empfindlich sein kann, vor allem um dem Mund herum. Bei Gürtelrose gibt es gute Ergebnisse. Sowohl die Dauer als auch das Risiko für Komplikationen lassen sich durch DMSO positiv beeinflussen.
Auch Insektenstiche und kleine Schnittverletzungen lassen sich gut mit DMSO behandeln. Selbst habe ich bemerkt, dass ein Grützbeutel sich nach einem halben Jahr DMSO in Luft aufgelöst hatte.

Schweißfüße, die schlecht riechen, sind eine weitere Indikation für DMSO. Das hat nicht notwendigerweise etwas mit schlechter Hygiene zu tun, obwohl die tägliche Fußwäsche und das tägliche Wechseln von Socken sicher helfen kann. Zur Behandlung wird verdünntes DMSO auf beide Fußsohlen aufgetragen; das dämmt das übermäßige Schwitzen ein und reduziert den Fußgeruch.

DMSO bei Verbrennungen und Erfrierungen

DMSO ist eines der besten Mittel bei Erfrierungen und Verbrennungen. In unseren Breiten sind Frostbeulen zwar selten, treten aber, wenn man nicht aufpasst und vom Wetter überrascht wird, doch hin und wieder auf. Das geschädigte Gewebe an Fingern, Zehen oder Wangen schmerzt und ist gerötet und geschwollen. DMSO mit seiner zellregenerierenden Wirkung hilft dem Gewebe sofort, sich wieder zu erholen und abzuheilen.

Verbrennungen dürften deutlich öfters bei uns vorkommen, und schon alleine wegen dieses potentiellen Notfalls sollte jeder DMSO als Teil seiner Hausapotheke daheim haben. Archie H. Scott beschreibt in seinem Buch „The DMSO handbook for doctors“ den Fall eines Kochs in Santa Barbara, der ausrutschte und dabei einen großen Behälter mit fast kochendem Öl fallen ließ. Das Öl ergoss sich über fast seinen gesamten Körper. Er wurde sofort zum Arzt gebracht, der feststellte, dass er Verbrennungen zweiten Grades erlitten hatte. Zum Glück kannte der Arzt DMSO; er begann sofort mit der Behandlung, indem

er dem Patienten eine Lotion mit 50 % DMSO und 50 % Aloe Vera auf alle verbrannten Stellen, also fast seinen ganzen Körper, auftrug. Eine Stunde später wurde dies wiederholt, und eine dritte Behandlung folgte drei Stunden später. Danach wurde die Lotion alle acht Stunden aufgetragen. Der Koch erholte sich vollständig innerhalb weniger Tage von seinen Verbrennungen. Der Arzt sagte später, dass er sich ohne DMSO viel langsamer erholt hätte und es vielleicht auch zu Komplikationen gekommen wäre (bakterielle Infektionen nach Verbrennungen sind häufig). Er sagte auch, dass eine Sache sicher sei: ohne DMSO hätte der Patient größere Narben davongetragen, die nie mehr weggegangen wären.
Die Kombination von Aloe Vera und DMSO wird von Ärzten, die mit dieser Mischung schwere Verbrennungen behandeln, als hilfreicher angesehen als nur DMSO pur.

Nicht nur bei normalen Verbrennungen, sondern auch bei Sonnenbrand wirkt DMSO schmerzlindernd, antientzündlich und regenerierend. Falls in den Stunden davor allerdings ein Sonnenschutzmittel aufgetragen wurde, sollte man es vor dem Auftragen von DMSO wieder abwaschen, damit die meist synthetischen Wirkstoffe nicht noch weiter in den Körper eindringen.

DMSO bei Narben

Narben unterbrechen die Leitfähigkeit der Nervenbahnen und können unterschiedliche Störungen hervorrufen. Z.B. erzählte mir kürzlich ein Physiotherapeut, dass Narben am Unterbauch dauerhaft die Bauchmuskeln (wenn sie durchschnitten werden und wieder zusammenwachsen) beeinträchtigen würden, was zu verschiedenen orthopädischen Problemen führen kann.
Das Narbengewebe ist immer minderwertigeres Gewebe, das seine Funktion an dieser Stelle nicht mehr so gut erfüllen kann wie das ursprüngliche Gewebe. Oft treten bei Narben auch Verhärtungen, Verwachsungen oder Empfindlichkeiten wie Juckreiz auf. DMSO mit sei-

nen stark regenerierenden Eigenschaften hilft, das Narbengewebe so weit wie möglich wieder „normal" zu machen.
Länger bestehende oder frische Narben werden ein bis zwei Mal am Tag mit DMSO benetzt. In der Regel ist eine längere Anwendung von mehreren Wochen empfehlenswert, bei älteren Narben sogar bis zu mehreren Monaten.

DMSO bei Wunden

Bei Wunden jeglicher Art wirkt DMSO ebenfalls hervorragend. Bei Hämatomen hilft DMSO dem Gewebe, schneller wieder zu heilen. Bei offenen Wunden ist DMSO eines der besten Heilmittel, das eine sehr gute Wirkung zeigt, auch wenn sonst nichts anderes geholfen hat. Es gibt viele Fälle von offenen Geschwüren oder nicht verheilenden Wunden, die manchmal schon monatelang bestanden, die mit DMSO innerhalb weniger Wochen vollständig abheilten. Das ist gerade für Diabetiker, die zu schlecht heilenden Wunden neigen, ein Segen. Auch die so genannten offenen Beine, zu denen Menschen mit Venenschwäche neigen, heilen schnell mit DMSO ab.

Dr. Morton Walker beschreibt in seinem Buch die Erfolge der DMSO-Therapie bei 1371 Patienten, die an Hautgeschwüren, Pilzinfektionen, Krampfadern, infizierten Wunden, verschiedensten Hautverletzungen und Verbrennungen zweiten und dritten Grades litten. Die Patienten wurden drei mal wöchentlich oder täglich mit einem DMSO-Spray behandelt. Schon nach wenigen Behandlungen wurden die Beschwerden besser und 95 % der Patienten konnten nach 20 Tagen als geheilt entlassen werden.

Denken Sie daran, alle Wunden erst einmal zu desinfizieren, am besten mit 3prozentigen Wasserstoffperoxid, ein altes Hausmittel, das Sie sehr günstig in der Apotheke bekommen. Danach können Sie die Wunde mit verdünntem DMSO behandeln. Je nachdem, wo die Wunde ist, können Sie eine 40- bis 60prozentige Lösung auf oder in die Wunde

auftragen, am besten mittels einer Sprühflasche aus Glas, da die direkte Berührung das Gewebe stressen könnte.
Die Wunde wird schneller heilen, als Sie es gewohnt sind und auch eventuelle tieferliegende Gewebeschäden werden gleich mitbehandelt, da das DMSO tief in das Gewebe dringt.

Bei allen Hautproblemen wird DMSO auf die Haut aufgetragen, so ist es unmittelbar an dem Ort, an dem es gebraucht wird. Falls die Haut durch die Beschwerden empfindlich sein sollte, können Sie das DMSO 20- oder 30prozentig verdünnen; ansonsten empfehle ich die 50- bis 80prozentige Verdünnung.
Tragen Sie das DMSO ein- bis dreimal am Tag auf die entsprechenden Hautareale auf, je nachdem, wie stark Ihre Beschwerden sind und wie intensiv Sie die Stelle behandeln möchten.

Natürlich ist DMSO auch für die Behandlung auf den Schleimhäuten geeignet (z.B. im Mund und an der Scheide). Sie müssen die DMSO-Mischung nur noch etwas mehr verdünnen, etwa auf 40 bis 60 Prozent. Wenn Sie dann immer noch ein Brennen oder Jucken spüren sollten, können Sie das DMSO für die Anwendung noch weiter mit Wasser verdünnen.

DMSO-Behandlung für eine schöne Haut

DMSO strafft die Haut und glättet, regeneriert und erfrischt sie. Warum also DMSO nicht auch als Anti-Aging-Mittel für eine schöne Haut im Gesicht verwenden?
Mischen Sie einen Teil DMSO auf 9 Teilen isotonisches Meerwasser und geben Sie es in eine Sprühflasche. Sprühen Sie diese 10prozentige Mischung am besten nach dem Duschen (wenn Sie noch in der Dusche stehen, können auch ein paar Tröpfchen runterfallen) mit geschlossenen Augen auf Ihr Gesicht und lassen es trocknen.

DMSO bei Sportverletzungen

Bei allen Sportverletzungen und anderen Traumen hilft DMSO schnell und sicher. Durch seine abschwellenden, schmerzlindernden, antientzündlichen und zellregenerierenden Eigenschaften ist es als Notfallmittel zur schnellen ersten Hilfe sowie zur Dauertherapie bestens geeignet. Es kommt bei Zerrungen, Prellungen, Verrenkungen, Verstauchungen, Schnitten und Hämatomen zur Anwendung. Wenn man wegen gebrochener Knochen einen Chirurgen brauchen sollte, hilft DMSO nach der Operation bei der Heilung. Zudem ist es sehr hilfreich bei durch Überlastung chronischen Beschwerden wie z.B. Achillessehnen- oder Schleimbeutelentzündungen. Jeder sollte es als Hausmittel zu Hause haben.

Dr. Walker beschreibt in seinem Buch viele Fälle von erfolgreich mit DMSO behandelten Sportverletzungen. June Jones z.B. hatte gerade einen Vertrag als Footballspieler bei den Atlanta Falcons unterschrieben. Er wollte die Stelle nach seinem Abschluss antreten und hoffte dennoch, nicht zur Probe spielen zu müssen. Er konnte nämlich seinen rechten Arm nicht heben, um den Ball zu werfen, da er an einer Kalkschulter litt. Das war so schmerzhaft, dass er sich nicht einmal seine Jacke anziehen konnte und nachts oft keinen Schlaf fand. Seiner professionellen Footballkarriere drohte ein frühes Ende, bevor sie überhaupt richtig begonnen hatte. Da er DMSO für Verstauchungen und Prellungen schon seit Jahren kannte, fing er an, es auch auf seine Schulter aufzutragen. Das brachte ihn einigermaßen schmerzfrei durch die Saison. Er trug es zwei Mal die Woche auf und war jedes Mal für fünf, sechs Stunden schmerzfrei. Nach der Saison dachte er, dass es sich mit seiner Schulter schon wieder geben würde und ließ das DMSO weg. Die Schulter verschlechterte sich allerdings wieder. Er suchte Dr. Stanley Jacob auf, der ihm sagte, er solle das DMSO über einen Monat hinweg täglich anwenden, dann würde die Kalkschulter heilen.

Und so war es auch. Die Röntgenaufnahmen nach der Anwendung zeigten keine Verkalkung mehr in der Schulter und er war vollkommen schmerzfrei, obwohl er das DMSO nicht mehr einnahm. Davor hatte er Kortison, Butazolidin und andere Medikamente genommen, von denen ihm die Teamärzte sagten, sie würden ihm helfen. Doch das Einzige, was half, war DMSO.

Hier ein weiteres Beispiel aus eigener Erfahrung: Ich hatte vor mehreren Jahren durch einen Autounfall bedingt ein großes Hämatom am Oberschenkel. Es war so groß, dass es nicht von alleine resorbiert werden konnte und so musste ich es operieren lassen. Nach der Operation bildete sich leider sofort wieder ein Hämatom, und die Ärzte sagten mir, dass ich das Bein nochmal operieren lassen müsse. Diesmal würde nach dem Eingriff die Wunde offen gelassen und erst nach einigen Tagen verschlossen werden, was bedeutete, dass ich mich zwei Mal anästhetisieren lassen müsste.
Das Gefährliche an großen Hämatomen ist, dass sie sich entzünden können, deshalb ist eine Operation das Standard-Verfahren. Eine erneute OP war das Letzte, was ich wollte, und außerdem hatte ich für die folgenden Wochen schon eine große Reise gebucht. Ich erinnerte mich wieder an das DMSO, das ich bis dahin vergessen hatte, und brachte es täglich mehrere Male auf meinem Oberschenkel auf. Die dumpfen Schmerzen, die ich immer wieder hatte, verschwanden jedes Mal innerhalb von wenigen Sekunden. Nach meiner Reise vier Wochen später ging ich wieder in die Klinik und ließ mich mit Ultraschall untersuchen. Schon die Hälfte des Blutergusses war resorbiert worden und eine zweite Operation wurde nicht mehr für nötig befunden. Wenn ich nach dem Unfall gleich an das DMSO gedacht hätte, wäre wahrscheinlich auch die erste Operation unnötig gewesen.

Bei Bandscheibenproblemen sollte es oral und über die Haut aufgenommen werden. Da die Heilung der Bandscheiben vor allem über die

Diffusion von Nährstoffen in die Bandscheibe erfolgt, ist DMSO hier sehr hilfreich.

Zur Behandlung aller orthopädischen Probleme wird das DMSO ein bis mehrere Male am Tag - je nach gewünschter Intensität - auf den betreffenden Körperteil aufgepinselt oder aufgetragen.
Nach Operationen können Sie an den Tagen direkt danach das verdünnte DMSO um den Verband herum auf die Haut auftragen. Wenn es kein großer Aufwand mehr ist, den Verband zu wechseln oder die Wunde einige Zeit ohne Verband zu lassen, können Sie das DMSO direkt großflächig direkt auf die Narbe und um die Narbe herum auftragen.
DMSO ist bei Sportverletzungen und Verletzungen des Bewegungsapparats extrem hilfreich. Ich habe keinen Fall erlebt, bei dem die betreffende Person nicht von DMSO profitiert hätte.

DMSO bei Krebserkrankungen

Auch bei einer der gefürchtetsten Krankheiten, Krebs, gibt es hoffnungsvolle und erfolgversprechende Ansätze. Es ist kein Geheimnis, dass die Medizin trotz Operationen, Bestrahlungen und Chemotherapie dem Krebs noch immer ziemlich hilflos gegenüber steht. In diesem Fall, wenn die konventionellen Therapien sich als derart unzulänglich erweisen, könnte es sich lohnen, neue Wege zu gehen.
Es gibt verschiedene interessante naturheilkundliche Ansätze wie z.B. die Gerson-Therapie, die auf konsequente Entgiftung und Nährstoffzufuhr setzt oder die Therapie mit Natron von Dr. Simoncini. In der Regel werden alle diese Therapieformen von der konventionellen Medizin bekämpft und ihre Erfolge klein geredet. Man kann mit so einfachen und günstigen Therapien ja auch kein Geld verdienen! Die Pharmaindustrie und große Teile der Presse machen alternative Heilmethoden schlecht, wo es nur geht, und der verunsicherte Patient weiß dann überhaupt nicht mehr, wem er vertrauen und was er tun soll.
Trotz dieser Verunsicherung ist die Bereitschaft stark gestiegen – so ist zumindest mein Eindruck – die eigene Gesundheit selbst in die Hand zu nehmen und auch alternativen Heilmethoden oder Heilsubstanzen wie DMSO eine Chance zu geben.

Bei der Behandlung von Krebs mit DMSO gibt es tatsächlich einige äußerst positive Erfahrungen. Dr. Walker beschreibt in seinem Buch den Fall eines Mannes, John Floyd, der an einem Rektumkarzinom mit Metastasen in Lymphknoten und Leber litt. Diese Form des Adenokarzinoms wächst schnell, ist höchst bösartig und Betroffene haben nur wenig Überlebenschancen. John Floyd ließ sich von einem Darmchirurgen operieren, der ihm dringend empfahl, danach eine Chemotherapie zu machen, da es nur eine Frage von wenigen Monaten sei, bis der Krebs wieder zurück kommen würde. Er erwähnte auch, dass seine Frau an genau dem gleichen Karzinom leiden würde. John Floyd überlegte hin und her und lehnte die Chemotherapie schließlich ab.

Er suchte den Allgemeinarzt Dr. Tucker auf und ließ sich von ihm mit einer Mischung aus DMSO und Hämatoxylin (ein natürlicher Holzfarbstoff, der als Mittel bei Tumoren eingesetzt wird) behandeln. Sechs Wochen später war die Frau des Chirurgen, die eine konventionelle Chemotherapie erhalten hatte, tot. John Floyd selbst ging da schon wieder arbeiten und erhielt weiterhin jeden zweiten Tag Infusionen. Nach 18 Monaten entließ Dr. Tucker ihn als völlig geheilt; seine CEA-Marker (Krebs-Marker) waren wiederholt unter Normalwert gewesen. Dr. Tucker war zwar als Allgemeinarzt tätig, doch er war auch Forscher und behandelte mit dem DMSO-Hämatoxylin-Gemisch, das ein wirksames Anti-Krebsmittel ist, viele Tiere in seiner Umgebung wie Pferde oder Hunde, die er in zahlreichen belegten Fällen von ihrer oft als hoffnungslos geltenden Krebserkrankung heilen konnte.

Durch seine zellschützende und regenerierende Wirkung kann DMSO bei Krebs wirksam helfen. Die Krebszellen sind entartete Zellen, die nicht mehr dem vorgegebenen Bauplan folgen und wild wuchern. Bei Versuchen mit verschiedenen Arten von Tumorzellen wurde gezeigt, dass diese sich unter dem Einfluss von DMSO wieder in normale Zellen zurückentwickelten, d.h. dass DMSO die Fähigkeit hat, den falsch funktionierenden Zellstoffwechsel zu reparieren. In einer Studie von 2012 über den Einfluss von DMSO auf stark invasive Lungenkrebszellen schrieben die Autoren, dass in ihren Versuchen DMSO die Abwanderung, das Wachstum, das Wuchern und die Bildung von Kolonien von Krebszellen bedeutend hemmen konnte.

Häufig wird das DMSO auch mit anderen Substanzen wie MMS (CDL), Natron oder Hämatoxylin kombiniert. Da es leicht in die betroffenen Geweberegionen eindringt und auch an schwer erreichbare Stellen kommt, wird DMSO auch zur Unterstützung bei der Chemotherapie oder der antiviralen Therapie eingesetzt. So kann man die Wirkung der konventionellen Medikamente erhöhen und Nebenwirkungen reduzieren.

Die erfolgversprechenden Studienergebnisse und vielen positiven Berichte über die Linderung oder Heilung von Krebs bei Menschen und Tieren zeigen, dass DMSO einen ihm gebührenden Platz in der Krebstherapie verdient hätte.
Leider kennen sich Ärzte und die Öffentlichkeit noch wenig mit DMSO aus. Es bleibt zu hoffen, dass weitere Studien und das wachsende Interesse der Menschen an alternativen Krebstherapien in Zukunft etwas daran ändern werden.

DMSO bei weiteren Beschwerden

Es kann wirklich spannend sein, im Netz Erfahrungsberichte über DMSO zu lesen. Viele zum Teil euphorische Berichte findet man z.B. bei Rezensionen von Verkäufern im Internet, die DMSO anbieten. Die Menschen berichten über eine solche Vielfalt an Beschwerden, die sich mit DMSO gebessert hat oder geheilt worden ist, dass einem wieder eindeutig klar wird, was für eine Universalmedizin wir mit DMSO in der Hand haben und wie unglaublich vielseitig DMSO einsetzbar ist. Natürlich beruhen die verschiedenen Erkenntnisse über Heilung mit DMSO in diesem Buch auf den zahlreich vorhandenen Studien, jedoch gewinnt man einen guten Überblick, was alles mit DMSO möglich ist, wenn man sich anschaut, was Menschen mit DMSO erlebt haben. Hier folgen weitere Bereiche, in denen Erfolge mit DMSO zu verzeichnen sind.

Probleme mit den Augen

Mit DMSO werden verschiedene Augenerkrankungen wie Grauer Star, Makula-Ödeme oder die Makula-Degeneration mit guten Erfolgen behandelt. Da Augenärzte sich mit DMSO wenig auskennen, muss man die Behandlung in der Regel selbst in die Hand nehmen. HIer möchte ich noch einmal daran erinnern, dass es nur Sinn macht, seinen Arzt nach der Behandlung mit DMSO zu fragen, wenn er sich damit auskennt. Sonst werden Sie womöglich durch seine Antwort verunsichert. Für Augentropfen verdünnt man DMSO stark auf eine 2prozentige Lösung und tropft sich wenige Tropfen ein- oder mehrmals am Tag in die Augen. Auch bei leichteren Beschwerden wie Augenentzündungen hilft DMSO schnell.

Gicht

Die Behandlung von Gicht zeigt durch die schmerzlindernden und antientzündlichen Eigenschaften von DMSO einen guten und schnellen Erfolg bei der Gichtzehe. Da die erhöhten Harnsäurewerte im Blut vor allem auf Fehlernährung zurückzuführen sind, ist es hier zur Besserung der Beschwerden dringend nötig, die Ernährung umzustellen. Als alleinige Maßnahme kann DMSO die Gicht zwar lindern, aber nicht zu einer vollständigen Heilung führen.

Diabetes

Die diabetische Neuropathie ist eine häufige Folge von Diabetes. Meist zeigen sich die Nervenschäden zuerst an den Füßen, zuerst in sensiblen Ausfallerscheinungen bis später hin zu Lähmungen. DMSO verringert diese Schäden. Als zusätzliche Gabe bei der diabetischen Neuropathie ist auch in allen Fällen die Gabe von Alpha-Liponsäure angezeigt. Sie wirkt geradezu Wunder bei der Neuropathie und ist zudem ein starkes Antioxidans.

In einer Studie führte die DMSO-Gabe in einem von vier jugendlichen Patienten auch dazu, dass weniger Insulin benötigt wurde. Diabetiker neigen auch zu schlecht verheilenden Wunden, wofür DMSO mit seinen Fähigkeiten, Sauerstoff in das Gewebe zu bringen, ein exzellentes Heilmittel darstellt.

Multiple Sklerose

Bei der multiplen Sklerose entstehen zahlreiche Entzündungsherde im Gehirn und Rückenmark, die meist schubweise zu einer Entmarkung der Fortsätze der Nervenzellen führen. Die Auswirkungen können von leichten Beschwerden beim Gehen bis zur völligen Bewegungslosigkeit reichen. Entsprechend gefürchtet ist die Multiple Sklerose, vor allem, da es der Medizin nach keine Heilung gibt. Auch DMSO kann hier keine Wunderheilung vollbringen, doch wie bei anderen Autoimmunkrankheiten auch wirkt DMSO antientzündlich und förderlich auf das Immunsystem ein.

Im Jahre 1984 wurden die Ergebnisse der Behandlung von 34 MS-Patienten mit DMSO von russischen Ärzten publiziert. Sie befürworteten DMSO bei der Behandlung von MS, da es antiallergisch wirkte und eine heilende Wirkung auf das verletzte Gewebe und das Immunsystem zeigte. Ödeme bildeten sich zurück und Nervenfasern wurden zu einem gewissen Grad remyelinisiert. Vor allem bei der schubweise verlaufenden Multiplen Sklerose erwies sich die Behandlung mit DMSO als wirksam.

Entwicklungsstörungen bei Kindern

Es gibt mehrere Studien, die zeigen, dass DMSO auch ganz erstaunliche Ergebnisse bei Kindern erbringt, die eine Entwicklungsstörung oder -verzögerung haben.

Bei einer Untersuchung an fünfzig Kindern zwischen fünf und fünfzehn Jahren, die an Sprachstörungen und Lernschwierigkeiten litten, konnte eine sechsmonatige Behandlung mit DMSO und einer Mischung aus Aminosäuren (wichtig für die Bildung von Neurotransmittern) einen großen Fortschritt in ihrer Persönlichkeit und ihrem Bewusstsein erbringen. Sie waren offener und wacher, weniger träge und pessimistisch, hatten weniger Ticks und konnten besser sprechen, lesen und schreiben und überhaupt generell besser kommunizieren.

DMSO wirkt universell ausgleichend, was bewirkt, dass viele physiologische Vorgänge im Körper wieder mehr in den Normalzustand kommen. Da Körper und Psyche fortdauernd miteinander interagieren, kann sich das DMSO auch positiv auf den Seelenzustand und das Wohlbefinden auswirken.

Es gibt noch weitere Studien, die zeigen, dass gerade diese Kombination aus Aminosäuren und DMSO gute Erfolge zeigt, nicht nur bei Kindern, sondern auch bei Erwachsenen. Menschen mit Angststörungen, Lern- und Entwicklungsstörungen, ADHS, Epilepsie und auch Menschen mit dem Down-Syndrom profitieren von DMSO. Aminosäuren und DMSO optimieren die Gehirnfunktion auch bei Erschöpfungszuständen, Nervosität, Konzentrationsmangel und Burn-Out-Gefühlen.

Hier möchte ich noch die Omega-3-Fettsäuren erwähnen, die für ein gut funktionierendes Gehirn und eine ausgeglichene Psyche immens wichtig sind (das Gehirn besteht zu einem großen Teil aus ihnen). Heutzutage haben fast alle Menschen einen mehr oder weniger ausgeprägten Mangel an Omega-3-Fettsäuren. Mit genügend Fischöl oder Leinöl kann Ihr Gehirn weit besser funktionieren. Sie können besser denken, lernen, sich konzentrieren und arbeiten und erkranken in weit geringerem Maße an Burn-Out, Ängsten und Depression.

Verletzungen von Gehirn und Rückgrat

Wie Dr. Morton Walker in seinem schon viel zitierten Buch „DMSO Nature's healer" schreibt, gibt es zahlreiche Beweise, dass DMSO sich auch bei Verletzungen des Gehirns und des Rückgrats als äußerst hilfreich erweist. Auf diesem Gebiet hat vor allem Jack C. De la Torre, Professor für Neurochirurgie und Psychiatrie an der medizinischen Fakultät von Miami und Chef der Abteilung für neurologische Forschung, seine Spuren hinterlassen. Er forschte über 24 Jahre hinweg an mehreren Tierarten – auch an Menschen – den Effekt von DMSO auf Kopf- und Rückgratverletzungen, Schlaganfällen, Hirnödemen, Verbrennungen und anderen Schäden.
Seine Schlussfolgerung war, wie er bei einem Interview erzählte, dass die Wirkung von DMSO oft dramatisch sei, manchmal unüblich, aber selten ohne Wirkung. Es sei keine Frage mehr, ob DMSO wirkt, da sich dies wiederholt in den Forschungslaboren gezeigt habe, sondern wie es wirkt.

Dr. Jakob, den Sie schon als einen der Pioniere von DMSO kennen gelernt haben, arbeitete eine zeitlang als Arzt an der medizinischen Fakultät in Oregon, wo man Patienten mit schweren Gehirnschäden intravenös DMSO verabreichte. Er berichtete, dass DMSO sich besser bewähren würde als die üblichen Medikamente und erzählte von drei Patienten, die nach einer Verletzung gelähmt in die Klinik eingeliefert wurden und bei denen erfahrungsgemäß kaum eine Chance bestand, dass sie gerettet werden konnten. Zwei dieser Patienten können heute wieder gehen, was Dr. Jacob ausschließlich auf DMSO zurück führt. Bei zwei weiteren Patienten verschwand eine vollständige Lähmung (Tetraplegie) vollständig.

Auch bei Schlaganfällen durch das Platzen eines Gefäßes oder durch eine verstopfte Arterie ist, wie schon beschrieben, die schnelle - das ist entscheidend - DMSO-Gabe anderen Methoden überlegen. Obwohl DMSO auch blutverdünnend wirkt und man erst einmal denken könnte, dass DMSO bei einer Blutung im Gehirn kontraindiziert sei, wurde von positiven Erfahrungen mit DMSO berichtet. Die besonderen regenerativen Eigenschaften von DMSO helfen wirksam, das verletzte Gewebe wieder möglichst in seinen Normalzustand zu bringen. Bei Hirnödemen ist DMSO die beste Therapie und schlägt dabei alle anderen Arzneien, die eingesetzt werden können, um Längen.

Beide Ärzte weisen darauf hin, dass man bei diesen heftigen Traumata sehr hohe Dosierungen – ein bis zwei Gramm pro Körpergewicht – geben sollte. Zudem wird es bei Gehirn- und Rückgratverletzungen als absolut entscheidend betrachtet, dass man das DMSO (40prozentig) intravenös innerhalb weniger Stunden oder noch besser, innerhalb 90 Minuten nach dem aufgetretenen Schaden gibt.

Bei Bandscheibenproblemen kann das Aufbringen von DMSO ebenfalls dabei hilfreich sein, die Schmerzen zu lindern und zu einer schnelleren Heilung zu führen. Das DMSO diffundiert zu den Bandscheiben und bringt dabei die Nährstoffe mit, die eine gute Regeneration fördern. Ich habe mich selbst nach einer Bandscheibenoperation jeden Tag mit DMSO versorgt und habe mich schnellstmöglich erholt, was ich auch auf das DMSO zurück führe. Ich hatte nach der Operation kaum Schmerzen und habe jetzt eine völlig unauffällige Narbe und keinerlei Beschwerden mehr.

DMSO bietet Schutz vor radioaktiver Strahlung und Erfrieren

DMSO ist fähig, Zellen vor dem schädigenden und mutagenen Effekt von radioaktiver Strahlung zu schützen. Wenn man Glycerol und DMSO in den Körper bringt, schützen die Substanzen die Zellen vor Erfrierungen ebenso wie vor Strahlenschäden.

In diesem Bereich gibt es mehrere Versuche an Krebspatienten, die Bestrahlungen über sich ergehen lassen mussten. In einer Studie hatten Patientinnen mit Gebärmutterkrebs, die DMSO bekamen, auffallend wenig Verletzungen durch die Bestrahlungen und keinerlei Strahlungsverbrennungen, wie sie ansonsten immer wieder vorkommen.

In einer Konzentration von 5 bis 10 % bietet DMSO vielen verschiedenen Zellsystemen einen hervorragenden Schutz vor Schäden beim Einfrieren und Auftauen (z.B. bei roten Blutkörperchen).

DMSO für die Anwendung bei Tieren

Grundsätzlich ist DMSO hervorragend für alle Säugetiere wie Katzen, Hunde, Kühe, Pferde, Schweine, Meerschweinchen u.a. geeignet. Es wirkt in der Regel genauso gut wie beim Menschen. Bei Vögeln, Fischen und Amphibien müssen Sie allerdings etwas experimentieren, da es bei diesen Tieren nur wenig Erfahrungen gibt. Gegenteiliges ist bis jetzt aber auch nicht berichtet worden.

Die äußerliche Anwendung ist vor allem bei lokalen Entzündungen, Schwellungen, Verletzungen, Bewegungseinschränkungen oder Schmerzen angezeigt. Wie beim Menschen auch kann man DMSO ein- bis mehrmals am Tag auf die betroffenen Hautpartien aufbringen. Das ist natürlich bei dem zum Teil dichten Fell unserer Haustiere nicht einfach. Manchmal ist es schwierig, die Lösung überhaupt auf die Haut zu bringen. Halten Sie mit einer Hand die Haare auseinander (wie wenn man ein Mittel gegen Zecken aufträgt) und nutzen Sie einen festen Pinsel, mit dem Sie das DMSO besser auf die Haut aufbringen können. Alternativ kann man mit einer Pipette einzelne Tropfen auf die Haut tropfen. Bei Hunden können Sie die DMSO-Lösung auch auf den Bauch einmassieren, da dort nur wenige Haare sind (der Hund darf sich dann nicht gleich wieder hinlegen, da bei Tieren natürlich dasselbe gilt, dass DMSO auf der Haut auch andere Wirkstoffe, mit dem es Kontakt hat, mit in den Körper bringt). Auch wenn das Problem in einem anderen Bereich im Körper liegen sollte, wird das DMSO schnell aufgenommen und erreicht so die Stelle, die behandelt werden soll.

Im Grunde können Sie sich nach den auch für Menschen empfohlenen Verdünnungen richten, bei den Gliedmaßen ist also eine 50- bis 80prozentige Verdünnung empfehlenswert. Bei der Dosierung müssen Sie mit einkalkulieren, dass einiges von dem DMSO im Fell hängen bleibt und entsprechend mehr auftragen. DMSO ist ein sicheres Mittel, also lieber zu viel als zu wenig.

Bei so genannten hot spots, die oft eitern und gerne bei langhaarigen Hunden vorkommen, tupft man die Wunde mit einer 50prozentigen Lösung ab und gibt mit der Pipette zwei drei Tropfen davon direkt auf die Wunde. Das kann man gerne drei Mal am Tag wiederholen. Die Wundheilung beginnt in der Regel innerhalb eines Tages.

Natürlich kann man DMSO bei allen Erkrankungen auch oral geben. Da die Lösung nicht besonders gut schmeckt, muss man erfinderisch sein. Hunden und Katzen kann man mehrere Tropfen DMSO in etwas Hackfleisch mischen und es so dem Tier anbieten. Bei Kaninchen oder anderen Tieren kann man es auch in das Trinkwasser geben. Zum trinken sollte die Lösung wie für Menschen auch auf eine Mischung mit nur wenigen Prozenten DMSO verdünnt werden. Da muss man vielleicht auch ein bisschen experimentieren, in welcher Verdünnung die Mischung vom Tier überhaupt angenommen wird.

Man kann mit der Dosierung getrost großzügig vorgehen. Wie schon beschrieben, hat DMSO bei massiven Dosen über längere Zeit nur Kurzsichtigkeit zur Folge gehabt, die sich bei den Tieren nach Beendigung der Behandlung wieder zurück bildete. Ansonsten gab es außer Hautirritationen keine Nebenwirkungen. Ein Hund mit 10 kg kann ruhig ein (3 ml) bis zwei Teelöffel (6 ml) DMSO am Tag erhalten, eine Katze 2 ml. Falls Sie es in das Trinkwasser geben, denken Sie daran, dass in der Regel nicht alles getrunken wird und beim Trinken auch einiges daneben geht.

Wenn die DMSO-Gabe dringend sein sollte, kann man dem Tier das DMSO auch mit Wasser vermischt mit einer Pipette oder Einwegspritze in den Mund geben. Meist wird es dann reflexartig geschluckt, auch wenn die Tiere nicht begeistert sind. Bei Pferden ist es weit verbreitet, DMSO auch als Infusion (mit einer 13prozentigen Lösung) zu geben. Für den Hausgebrauch ist das allerdings nicht geeignet, außer Sie ha-

ben einen Tierarzt, der sich mit DMSO auskennt oder bereit ist, seine ersten Versuche mit DMSO zu machen.
Vertrauen Sie Ihren eigenen Erfahrungen mit DMSO und lassen Sie sich die Behandlung nicht ausreden. Es hat keinen Wert, Ihren Tierarzt nach seiner Meinung über DMSO zu fragen, wenn er sich nicht damit auskennt. Reflexartig neigen viele Fachleute dazu, wenn sie mit einem neuen Mittel konfrontiert werden, es abzutun, auch wenn sie keinerlei Informationen darüber erhalten haben und keine Erfahrung haben. Ich bin zuversichtlich, dass sich in den nächsten Jahren flächendeckend Ärzte und Tierärzte finden werden, die sich mit DMSO auskennen. Am besten finden Sie Tierärzte, die mit DMSO behandeln, in entsprechenden Foren für Tiere, in denen die Halter sich über alternative Heilmethoden austauschen.

DMSO ist übrigens auch ein hervorragendes Mittel gegen Zecken. Geben Sie Ihrem Hund oder Ihrer Katze vorbeugend alle zwei Tage ein paar Tropfen DMSO ins Futter, und Ihre Lieblinge werden von diesen Plagegeistern verschont bleiben. Um die richtige Dosis zu finden müssen Sie ein wenig herumprobieren. Wenn es zu wenig ist, werden Sie es schnell merken, da die Zecken wieder zubeißen.

Wie Sie ja schon erfahren haben, kann DMSO auch bei schwierigen Erkrankungen wirksam helfen. Das folgende Beispiel stammt aus dem Spirit of health Magazin, das ganzheitliche Informationen zu Gesundheit und weiteren Themen bietet. Eine österreichische Katzenhalterin dokumentierte im Jahr 2016 die Heilung ihrer Katze mit DMSO und MMS (mehr zu MMS in dem Kapitel „Anwendung von DMSO zusammen mit anderen Wirkstoffen“).

Nachdem ihre Katze an Erbrechen und Appetitlosigkeit litt, ergab die Blutuntersuchung, dass sie an akutem Nierenversagen erkrankt war. Der Tierarzt empfahl, die Katze einzuschläfern. Statt dessen bekam die Katze, da sie völlig dehydriert war, eine Infusion mit einer Kochsalzlösung. Die Halterin nahm ihre Katze wieder mit nach Hause und gab ihr mit einer Einwegspritze einen Tropfen DMSO zusammen mit einem Tropfen aktiviertes MMS ins Maul. Das machte sie an diesem Tag alle zwei Stunden, am Tag danach tagsüber alle zwei Stunden und nachts alle vier Stunden. Der Katze ging es nach der ersten Nacht schon etwas besser und am zweiten Tag begann sie, ein wenig Nassfutter zu essen. Am vierten und fünften Tag bekam sie alle sechs Stunden ihre Dosis DMSO und MMS, danach ein bis zwei Mal am Tag.

Nach zwei Wochen war die Katze wieder lebhaft und sprang munter davon, wenn sie die Spritze sah. Die Blutuntersuchung ergab noch etwas erhöhte Werte und die Halterin gab ihr weiterhin einmal am Tag ihre Wunderdosis. Vier Monate später bei einer erneuten Kontrolle ging es der Katze auch von den Blutwerten wieder hervorragend und sie schnurrt, wie die Halterin berichtete, jetzt noch lauter als zuvor!

Anwendung und Dosierung

Allgemeine Hinweise

Auch wenn DMSO ein sehr sicheres Mittel ist, gibt es doch einige Hinweise zu beachten, die Ihnen die sichere Handhabung überhaupt erst ermöglichen. Deshalb lesen Sie bitte dieses Kapitel sorgfältig durch, bevor Sie Ihre ersten Versuche mit DMSO machen.

Reines DMSO wird unter 18 Grad fest, verflüssigt sich aber wieder schnell, wenn man es einer höheren Umgebungstemperatur aussetzt. Seien Sie also unbesorgt, wenn es nach der Lieferung im Herbst oder Winter erst einmal fest erscheint. Stellen Sie es einfach in ein warmes Wasserbad, dann verflüssigt es sich wieder und Sie können sofort anfangen, es zu benutzen. Manchmal ist auch nur das Innere der Flüssigkeit in der Flasche gefroren und weiter außen ist es noch flüssig, auch wenn die Umgebungstemperatur kälter als 18 Grad ist. Das ist völlig normal.

DMSO ist, auch mit Wasser verdünnt – natürlich unter der Bedingung, dass man die Mischung sauber angesetzt hat – lange haltbar; allerdings sollte man das DMSO vor Licht geschützt lagern. Meist wird es sowieso in dunklerem Glas verkauft, was genügend Lichtschutz bietet. Wenn nicht, lagern Sie die DMSO-Flasche besser im Schrank.

Da das unverdünnte konzentrierte DMSO brennbar ist und die Schleimhäute reizt, sollte es immer gut verwahrt werden, so dass Kinder nicht an die Substanz heran kommen. Wenn Sie deshalb mit dem unverdünnten DMSO hantieren, z.B. eine Mischung vorbereiten, halten Sie die Flasche immer ein wenig von sich weg, so dass Ihre Augen nicht unnötig gereizt werden. Die Dämpfe von reinem DMSO sollten auch nicht eingeatmet werden. Da sowieso kaum etwas entweicht, ist dies in der Regel aber kein Problem.

Am besten beschriften Sie die Flasche, damit Sie immer wissen, was darin ist und schreiben auch die jeweilige Konzentration auf das Etikett.

Sie haben ja schon kennen gelernt, was für ein effizientes Lösungsmittel DMSO ist. Äußerst wichtig für die sichere Anwendung ist deshalb, dass Sie von Anfang an vorsichtig und auf Sauberkeit bedacht mit DMSO hantieren, um die Substanz beim Mischen nicht zu verunreinigen. Sonst könnte DMSO allerhand potentiell schädliche Substanzen mit in den Körper hinein transportieren.

Um das DMSO zu verdünnen und aufzubewahren brauchen Sie zudem geeignete Gefäße. Bewährt haben sich hier Braunglasflaschen, Pipettenfläschchen oder Ähnliches. Eventuell kann auch ein Messbecher (aus Glas oder Polyethylen) hilfreich sein. Diese sind im Internethandel - ich habe sie bei Ebay gekauft - oder in Apotheken erhältlich. Behältnisse aus Glas sind hier am besten und auch am leichtesten zu bekommen. Wenn Sie nur wenig DMSO in einer bestimmten Verdünnung brauchen, können Sie die Mischung auch in einem Eierbecher aus Porzellan anmischen und sich Ihre Dosis mit den Fingern herausholen.Da es nicht verdunstet, bleibt das DMSO darin enthalten; es muss kein geschlossenes Gefäß sein.
DMSO sollte nicht mit normalem Kunststoff in Berührung kommen, da es damit reagieren könnte und sich Weichmacher lösen könnten, die dann im DMSO gelöst womöglich in Ihren Körper gelangen.

Wenn Sie nur wenig DMSO brauchen, sind kleine Pipettenfläschen aus braunem Glas für die Aufbewahrung der Mischung am besten, außerdem kann man sie gut für Unterwegs mitnehmen. Für größere Mengen sind Braunglasflaschen am besten. Eventuell müssen Sie sich eine passende Glaspipette dazu kaufen. Für die äußere Anwendung auf Wunden oder entzündete Stellen wie bei z.B. Neurodermitis haben sich auch kleine Sprühflaschen aus Glas bewährt. So kann man direkt auf die Hautareale sprühen, ohne die Haut zu berühren.

Das Abmessen von DMSO und Wasser kann man mit der Pipette machen oder sich auch mit Tee- oder Esslöffeln behelfen. Wenn Sie z.B. sieben Esslöffel DMSO mit drei Esslöffel Wasser mischen, haben Sie eine 70prozentige DMSO-Lösung. Wenn Sie zwei Teelöffel DMSO mit acht Teelöffeln Wasser mischen, haben Sie eine 20prozentige DMSO-Lösung. So können Sie das Mischungsverhältnis ganz leicht ausrechnen. Bei größeren Mengen können Sie auch einen Messbecher benutzen, da es dann schneller geht. Alle Gefäße sollten peinlichst sauber sein. Waschen Sie auch vor dem Ansetzen der Mischung gut Ihre Hände.

Für Anwendungen auf gesunder Haut können Sie gekauftes Wasser in Flaschen oder Leitungswasser nehmen. Bei Wunden und anderen Schäden, bei denen die natürliche Hautbarriere nicht mehr gegeben ist, kochen Sie das Wasser vorher fünf Minuten ab und lassen es abkühlen. Sehr vorsichtige Gemüter können auch destilliertes Wasser nehmen, das vollkommen keimfrei gemacht worden ist. Das ist meiner Meinung nach aber nicht unbedingt nötig.

Erschrecken Sie nicht, wenn Sie das DMSO mit dem Wasser zusammenbringen und die Mischung sofort warm wird. Das zeigt, nur dass die beiden Stoffe miteinander reagieren und sich wirklich vermischen. Es ist trotzdem kein Problem, das DMSO sofort anzuwenden; Sie müssen nicht warten, bis es wieder abkühlt. Wenn Sie es sofort anwenden, kann die Wärme auch sehr angenehm auf der Haut sein.

Falls Sie sich übrigens fragen, ob DMSO nicht auch Bakterien oder Viren in den Körper schleppen kann: nein, das kann es nicht! DMSO ist kleinmolekularer Stoff mit einem Durchmesser von ungefähr 0,3 Nanometer. Bakterien, Pilze und selbst die kleinsten Viren sind vielfach größer als das DMSO-Molekül. In den Jahrzehnten der Forschung und Anwendung von DMSO gibt es auch keinerlei Hinweise darauf, dass das geschehen wäre.

Qualität und Preis von DMSO

DMSO ist im Versandhandel im Internet inzwischen bei zahlreichen Anbietern erhältlich. Falls Sie doch daran denken sollten, es in einer Apotheke zu kaufen, kann es sein, dass die Angestellten nicht einmal wissen, was DMSO eigentlich ist. Eine Apothekerin sagte mir einmal, es sei nicht lieferbar, aber über die Schweiz zu beziehen. Da kann man sich denken, was da zu dem normalen Apothekerpreis noch für Kosten dazu kommen! Eine Leserin berichtete mir tatsächlich von einem Preis von 125 Euro pro Liter! Der einfachste und günstigste Weg ist wirklich, es bei einem der vielen Internetanbieter zu bestellen, dann haben Sie es innerhalb weniger Tage zu Hause und können mit Ihrer Behandlung beginnen.

Am besten kaufen Sie DMSO in einer Glasflasche, da so ausgeschlossen ist, dass die Flüssigkeit mit dem Kunststoff reagiert. Inzwischen bieten die meisten Anbieter DMSO auch so an. Bei manchen Verkäufern ist zum Abmischen schon eine Glaspipette dabei. Es gibt auch DMSO-Angebote in HDPE-Flaschen. Das ist Polyethylen, ein Kunststoff, der nicht mit DMSO reagiert. Trotzdem würde ich Ihnen empfehlen, Behältnisse aus Glas zu nehmen.

Das DMSO sollte eine pharmazeutisch reine Qualität haben und möglichst als 99,9 % reines DMSO deklariert sein. Das erkennen Sie an der Abkürzung „Ph. Eur.“, ein Kürzel, das anzeigt, dass die Flüssigkeit nach den Reinheitskriterien des Europäischen Arzneibuches zertifiziert ist. Das ist wirklich wichtig, denn selbst wenn Sie ein 99,9prozentiges DMSO kaufen, das nicht nach diesen Reinheitskriterien zertifiziert ist, wissen Sie nicht, was in dem restlichen 0,01 Prozent enthalten ist; und das kann potentiell schädlich sein! Wenn DMSO sehr sehr günstig ohne „PH. Eur“ angeboten wird, handelt es sich meist um minderwertiges DMSO, das für industrielle Prozesse genutzt wird und für uns Menschen ungeeignet ist. Mit der Zertifizierung „Ph. Eur“ wird sicher gestellt, dass die 0,01 Prozent aus reinem Wasser besteht.

DMSO guter Qualität ist völlig farb- und geruchlos. Der charakteristische Geruch von DMSO entsteht erst bei der Anwendung.
Die Verkäufer, die zertifiziertes DMSO anbieten, haben in der Regel alle eine ähnliche Preisspanne. 100 ml kosten ungefähr 10 bis 15 Euro, und ein Liter sollte für ungefähr 30 Euro zu finden sein. Das ist sehr günstig, wenn man andere Heilmittel mit der unglaublichen Vielfalt der Behandlungsmöglichkeiten von DMSO vergleicht. Sparen Sie hier nicht am falschen Ende und nehmen Sie sich die Zeit, die verschiedenen Angebote zu prüfen.

Auch wenn DMSO nicht als Heilmittel zugelassen ist, ist der Kauf auch für Einzelpersonen absolut legal. DMSO ist ein Heilmittel, das seit Jahrzehnten weltweit von unzähligen Personen und Ärzten genutzt wird.
Ich beziehe mein DMSO von dem Conrad Versandhandel. Die Homepage ist www.DMSO-shop.de.

Verträglichkeitstest

In sehr wenigen Fällen können durch DMSO – wie auch durch jeden anderen Stoff – allergische Reaktionen auftreten. Deshalb sollte Ihr allererster Kontakt mit DMSO ein Verträglichkeitstest sein. Das geht ganz einfach: Geben Sie dafür sieben Tropfen DMSO mit drei Tropfen Wasser in ein kleines geeignetes Gefäß wie z.B. einen Eierbecher aus Porzellan oder ein kleines Glas. Somit erhalten Sie eine 70prozentige DMSO-Lösung, was eine gebräuchliche Konzentration ist. Tupfen Sie mit Ihrem sauberen Finger mehrere Tropfen DMSO auf Ihre Ellenbeuge oder die zarte Haut am Innenarm. Lassen Sie es dann eintrocknen und warten Sie ein bis drei Stunden, währenddessen Sie ganz natürlich Ihrem Alltag folgen.

Wenn die Stelle ein wenig juckt oder sie sich ein wenig rötet, ist das normal. Das gehört zu den immer mal wieder auftretenden Begleiterscheinungen von DMSO, die sich meist nach ein paar Anwendungen, wenn die Haut sich an die Substanz gewöhnt hat, geben.

Wenn in den nächsten Stunden allerdings große Quaddeln oder Ähnliches auftreten sollten oder Sie sich plötzlich sehr unwohl fühlen, waschen Sie das DMSO sofort wieder ab und sollten es auch in Zukunft besser nicht verwenden. Allerdings habe ich noch nie erlebt, dass jemand eine starke Unverträglichkeit hatte. Der Verträglichkeitstest ist eine reine Vorsichtsmaßnahme, da eine Unverträglichkeit hin und wieder eben doch vorkommen kann.

DMSO für Kinder

DMSO kann man auch für Babys und kleine Kinder wie auch bei älteren Menschen anwenden. Passen Sie die Dosierung dem Körpergewicht an und geben Sie kleinen Kindern immer die kleinste Dosierung, also 0,05 g pro kg Körpergewicht und steigern Sie diese Dosierung höchstens auf das Doppelte. Kinder reagieren oft sehr sensitiv auf Heilmittel jeglicher Art und brauchen nur sehr wenig, um Veränderungen hervorzurufen.

DMSO für Schwangere und Stillende

Auch Schwangere und stillende Mütter können die Mindestdosis von 0,05 g pro kg Körpergewicht auftragen oder einnehmen, auch bei Brustentzündungen. Bei Bedarf kann man die Dosis auf das Doppelte erhöhen. Die Dosis weiter zu erhöhen, ist eine reine Vorsichtsmaßnahme. Es gibt keine Erfahrungen, die gegen die Einnahme von DMSO bei Schwangerschaft oder in der Stillzeit sprechen.

DMSO bei blutverdünnenden Medikamenten

Auch Menschen, die blutverdünnende Medikamente einnehmen, können DMSO für sich nutzen. Die Wirkungsweise des DMSO setzt bei der Blutverdünnung an einer anderen Stelle an als die konventionellen Mittel der Medizin und Messungen haben ergeben, dass der Gerinnungswert auch mit DMSO immer im Rahmen war. Vorsichtshalber sollten Sie geringe bis mittlere Dosen DMSO bevorzugen und sich regelmäßig Ihre Blutwerte prüfen lassen.

Äußerliche Anwendung

Die meisten Menschen bevorzugen die äußerliche Anwendung von DMSO. Erstens ist der Geschmack von DMSO bei oraler Einnahme doch gewöhnungsbedürftig, und zweitens sind die Beschwerden häufig nur auf einen Körperteil begrenzt.
Es stimmt zwar, wenn man sagt, DMSO gehe in den Körper wie „ein Messer in Butter", es also schnell alle Haut- und Gewebeschichten durchdringt. Doch wenn Sie die Lösung auf Ihre linke Schulter aufbringen, wird die linke Schulter natürlich DMSO am intensivsten erfahren, auch wenn es sich schon Minuten später im Blutkreislauf befindet und sich in Ihrem ganzen Körper verteilt.

Wie Sie schon wissen, sollte man DMSO mit Wasser verdünnen, um Hautirritationen wie Brennen und Rötungen möglichst zu vermeiden. Als eine Art Faustregel könnte gelten, dass von den Füßen an bis zum Kopf die Konzentration des DMSO abnehmen sollte.
Welche Konzentration der Lösung gut vertragen wird ist natürlich von Person zu Person verschieden. Hellhäutige Menschen mit blonden oder roten Haaren sind der Erfahrung nach etwas empfindlicher und sollten an der unteren Bandbreite der Verdünnungen mit der DMSO-Anwendung beginnen. Es kann auch einfach Typsache sein. ob man zu Hautirritationen oder Rötungen neigt. Wenn dies auftreten sollte, ist es in der Regel nicht schlimm und vergeht meist nach wenigen Minuten wieder, wenn das DMSO in die Haut eingezogen ist.
Wenn das Brennen oder Jucken Sie zu sehr stören sollte, dann waschen Sie es mit Wasser wieder ab; die Symptome lassen dann sofort nach. Dann reduzieren Sie einfach beim nächsten Mal die Intensität der Lösung ein wenig, bis Sie keine Reaktionen mehr haben. Da müssen Sie ein bisschen ausprobieren. Es spricht ja nichts dagegen, eine Mischung geringerer Intensität zu nutzen. Sie müssen dann einfach etwas mehr der Mischung auftragen, um auf die von Ihnen gewählte Dosis DMSO zu kommen.

Geeignete Verdünnungen von DMSO mit Wasser:

Großflächige Einreibungen an den Beinen: 50 bis 80 % DMSO
Großflächige Einreibungen im Rumpfbereich und den Armen: 40 bis 70 % DMSO
Offene Wunden: 40 bis 60 % DMSO
Ohren- und Nasentropfen: 30 bis 40 % DMSO
Augentropfen: 1 bis 2% DMSO
Betupfen von sehr kleinen Stellen wie Warzen: 80 bis 100 % DMSO
Mundspülung: 5 bis 15 % Lösung

Um das DMSO auf die Haut aufzutragen, können Sie einen Pinsel mit Naturborsten nehmen, ihn mit der Spitze in die DMSO-Lösung eintauchen und dann über die Haut streichen. Ich tröpfele auch gerne etwas DMSO auf meine Hände, um es dann sofort auf die Haut zu bringen, und wasche das DMSO danach von meinen Händen ab (oder lasse es auch auf meinen Händen einziehen). Dabei muss man allerdings aufpassen, dass keine Tropfen auf den Boden fallen. DMSO mit den Händen aufzutragen ist wirklich kein Problem und die einfachste Möglichkeit, sofern Sie auf saubere Hände acht geben. Benutzen Sie auf keinen Fall Handschuhe!
Da DMSO nicht verdampft, ist es für die tägliche Anwendung auch einfach, die persönliche Mischung in eine Tasse oder Eierbecher zu geben und täglich die Portion mit den Fingern herauszunehmen.

Wenn Sie einfach nur DMSO in den Körper bringen möchten, ohne dass Sie eine bestimmte Stelle bevorzugen, können Sie DMSO vor allem großflächig auf die Beine auftragen. Das DMSO geht schnell in den Blutkreislauf über und erreicht auf diese Weise schnell auch entfernte Körperteile.
Die meisten Menschen reiben die betroffenen Gelenke oder Stellen, an denen sie Beschwerden haben, zwei bis drei Mal am Tag ein. Es spricht aber auch nichts dagegen, es noch öfters zu tun, je nachdem,

wie viel DMSO Sie in den Körper bringen und wie intensiv Sie die entsprechende Stelle behandeln wollen.
Man kann auch unmittelbar hintereinander mehrere Male DMSO auf die Haut auftragen und jeweils warten, bis die vorherige Portion in den Körper gewandert ist.

Die Dosierungsempfehlung entspricht derjenigen bei der oralen Gabe von DMSO, d.h. dass Sie mit einem Teelöffel DMSO - das sind 3 ml purem DMSO - als Tagesdosis beginnen und die Dosis dann, wenn es nicht oder nur ungenügend wirkt, bis zu ungefähr 20 bis 25 ml DMSO am Tag steigern können (denken Sie daran, dass für die äußere Anwendung das DMSO mit Wasser gestreckt wurde; das müssen Sie dann noch dazurechnen). So eine hohe Dosis ist allerdings kaum nötig, da sich in der Regel schon vorher die Beschwerden verringern.

Von manchen Lesern der ersten Ausgabe dieses Buches wurde mir rückgemeldet, dass ich nicht genaue Dosierungsangaben für jede einzelne Krankheit angebe. Aber das ist meiner Meinung nach unnötig, außer für Notfälle wie Herzinfarkte, Schlaganfälle und HIrnödeme, bei denen man schnell sehr große Mengen DMSO benötigt. DMSO hat sich als so gut verträglich erwiesen, dass Sie eine große Bandbreite bei der Dosierung haben, in der Sie sich bewegen können. Zudem muss man bedenken, dass jeder Mensch einzigartig ist und der eine mit zwei ml DMSO nach einem Tag eine große Verbesserung erreicht, der andere aber die dreifache Menge über Wochen nehmen muss.

Wenn Sie Bedenken wegen der Dosis haben sollten, beginnen Sie einfach mit 3 ml purem DMSO, das Sie in einen Eierbecher geben. Fügen Sie Wasser hinzu, um Ihre gewünschte Verdünnung zu erreichen. Dann nutzen Sie dieses DMSO für den gesamten Tag und gewinnen so einen Überblick, wieviel die tägliche Mindestdosierung ist. Dann können Sie es später besser abschätzen.

Nochmals: DMSO ist sehr gut verträglich und wurde in vielfachen Dosen vielen Menschen gegeben, ohne dass es Komplikationen gab.

Augentropfen

In der Regel nimmt man als Verdünnungsmedium steriles isotonisches Wasser, aber wenn Sie das nicht zur Hand haben, geht auch Leitungswasser. Stellen Sie eine ein- bis zweiprozentige DMSO-Löung her Zum Beispiel könnten Sie ein leeres Pipettenfläschen mit 50 Tropfen isotonischem Wasser füllen und dann einen Tropfen DMSO dazu geben. Schon haben Sie eine zweiprozentige DMSO-Mischung. Das Fläschchen einmal kurz schütteln und nun können Sie sich ein bis zwei Tropfen in das betroffene Auge geben.

Ohren- und Nasentropfen

Bei Erkältungen oder Ohrenentzündungen können auch Ohren- und Nasentropfen mit DMSO hilfreich sein. Dazu setzen Sie eine 30- bis 40prozentige DMSO-Lösung an. Leitungswasser ist dafür absolut ausreichend., es muss keine isotonische Lösung sein. Von der fertigen Mischung tröpfeln Sie ein- bis dreimal am Tag wenige Tropfen in die Ohren oder die Nase.

Mundspülungen

Bei Zahnfleischproblemen oder anderen Entzündungen oder Verletzungen im Mundraum ist eine Mundspülung mit DMSO eine gute Idee. Die Konzentration einer Mundspülung kann intensiver sein als das Getränk mit DMSO zur oralen Aufnahme. Setzen Sie eine 5- bis 15prozentige DMSO-Lösung an (wenn Sie der intensive Geschmack nicht stört, ist auch eine etwas hochprozentigere Spülung möglich, denn das DMSO wird sofort mit dem Speichel vermischt und verdünnt sich sowieso noch mehr), nehmen Sie einen Schluck davon in den Mund und lassen Sie die Lösung zwei, drei oder vier Minuten im Mund herumgehen. Ich empfehle bis zu drei Mundspülungen am Tag.

Umschläge mit DMSO

Dr. Morton Walker beschreibt in seinem Buch auch eine weitere Anwendung, die die Wirkung von DMSO noch weiter steigert. Eine Binde wird mit DMSO getränkt und um den verletzten Körperteil gewickelt. Damit die Binde fest bleibt, legt man noch weitere herum an, so dass ein fester Verband entsteht. Dadurch werden größere Mengen DMSO kontinuierlich aufgenommen. Man kann das DMSO auch mit einer Salbe mischen wie z.B. mit der Kytta-Salbe mit Beinwellwurzel-Extrakt oder auch mit anderen Salben. Ich nehme bei Schmerzen gerne das Schmerzöl von Weleda und massiere es mit DMSO auf die betroffene Stelle ein.

Natürlich kann man die Anwendung über die Haut auch mit dem Trinken von DMSO kombinieren; das machen viele DMSO-Anwender, um die Wirkung zu verstärken.

Bei geschädigter Haut oder bei Wunden ist für das Auftragen von DMSO auch eine Sprühflasche aus Glas geeignet. So können Sie das DMSO einfach auf die Haut aufsprühen, ohne dass die Haut berührt werden muss. Meine Erfahrung ist allerdings, dass beim Sprühen so viel auf die Haut kommt, dass es tropft und man die Menge DMSO, die man aufsprüht, nicht sehr gut bestimmen kann. Denken Sie daran, den Sprühnebel nicht einzuatmen, da Sie dadurch Ihre Atemwege reizen könnten.

Wichtig: Arbeiten Sie immer achtsam und sauber mit DMSO. Die Haut sollte sauber und trocken sein und keine Flecken von Malerarbeiten oder Ähnlichem aufweisen. DMSO ist ein hervorragendes Lösungsmittel und nimmt alle Stoffe, denen es auf der Haut begegnet, huckepack mit in den Körper. Auch Farben oder andere Chemikalien aus der Kleidung. Deswegen ist es wichtig, dass die mit DMSO eingeriebene Hautfläche so lange unbekleidet bleibt, bis die Lösung vollständig eingezo-

gen ist. Das dauert in der Regel 10 bis 15 Minuten, bei einer großen Menge DMSO auch mal 20 Minuten oder mehr.
Nachdem Sie DMSO auf die Haut gebracht haben, sollten Sie in den nächsten Minuten, während es einzieht, nicht die Haut kratzen oder reiben, um sie nicht zu beschädigen.

Reiben Sie kein DMSO auf Hautstellen ein, auf denen Sie davor medizinische Salben und Arzneien aufgetragen haben. Das DMSO kann die Wirkung dieser Stoffe vervielfachen. Das ist bei medizinischer Anwendung mit DMSO ein erwünschter Effekt, aber Sie können es schlecht abschätzen, wenn Sie die entsprechende Hautstelle schon mit dem Medikament eingerieben haben. Dann ist es sehr wahrscheinlich zu viel des Wirkstoffes, den DMSO in den Körper ziehen würde.

Orale Anwendung

Wie schon erwähnt, kann man die Anwendung über die Haut nicht völlig von der oralen Anwendung trennen. DMSO zirkuliert immer im ganzen Körper, wenn man es auf die Haut aufbringt, auch wenn es den stärksten Effekt natürlich an der benetzten Hautstelle hat. Es wirkt immer systemisch, d.h. im ganzen Körper.

DMSO hat eine relativ lange Bioverfügbarkeit von durchschnittlich 36 Stunden. Das heißt, dass es sich im Körper anreichert und die Konzentration im Blut über die Zeit ansteigt. Das ist ein erwünschter Effekt, der die Wirkung noch verstärkt.

Wenn man DMSO trinkt, kann es für manche Menschen ein Nachteil sein, dass der charakteristische DMSO-Geruch nach Knoblauch oder Austern nicht nur vom Körper ausströmt, sondern dass man auch aus dem Mund nach Knoblauch riecht. Wer das vermeiden möchte, sollte DMSO vor allem über die Haut aufnehmen.

DMSO Dosierung

Sie sind in Ihrer Dosierung recht frei, da DMSO auch bei äußerst hohen Dosen nur sehr wenige Nebenwirkungen hervorruft. Da DMSO auch bei niedrigen Dosierungen gute Ergebnisse zeigt, fangen Sie am besten mit einer niedrigen Dosierung an.

Drei ml DMSO am Tag sind eine gute Anfangsdosierung, mit der schon viele Menschen bei ihren Beschwerden Erfolg haben. Das entspricht einem Teelöffel purem DMSO. Sie können Ihre Dosis DMSO einmal am Tag nehmen oder sie auf zwei Gaben aufteilen. Die meisten Menschen nehmen es zwei Mal am Tag zu sich.

Wenn Sie nach ein oder zwei Tagen keinen oder nur einen ungenügenden Effekt spüren, nehmen Sie die doppelte Dosis von sechs ml

DMSO pro Tag. In diesen Schritten können Sie die Dosis bedenkenlos erhöhen, bis zu ungefähr 20 bis 25 ml täglich. Denken Sie daran, dass auch vielfache Dosierungen in Studien völlig ohne bedenkliche Nebenwirkungen geblieben sind. Meist wird eine so hohe Dosierung aber kaum nötig sein, da DMSO auch niedrig dosiert hervorragend wirkt.

Die Bandbreite der DMSO-Dosis, die erforscht wurde und mit der man jahrzehntelang gute Erfahrungen gemacht hat, liegt bei 0,05 bis 1 Gramm DMSO pro kg Körpergewicht. Das heißt, wenn Sie 70 kg wiegen, können Sie mit der Anfangsdosis 3,5 g pro Tag beginnen (das ist ein klein wenig mehr als 3 ml) und wenn es nötig sein sollte, bis zu 70 g gehen. Ausnahmen bilden hier schwere Notfälle wie Infarkte, Hirnödeme oder Krebserkrankungen, bei denen man mit hohen DMSO-Dosierungen bis 2 g pro kg Körpergewicht arbeitet.

Geben Sie Ihre gewählte Dosis, gehen wir mal von drei ml DMSO aus, zu mindestens 250 ml Wasser und rühren Sie es gut um, damit es sich verteilt und Sie es trinken können. Da das DMSO bitter und leicht nach Knoblauch schmeckt, können Sie es auch mit Grapefruit- oder Traubensaft mischen. So merkt man fast gar nichts davon. Wenn Sie eine größere Dosis DMSO einnehmen möchten, geben Sie höchstens 5 ml in ein 250 ml Getränk. Vielleicht müssen Sie mehrere Gläser von der DMSO-Lösung zu sich nehmen.
Wichtig: Nehmen Sie DMSO niemals pur ein! Es kann nichts Schlimmes geschehen und Sie wissen ja schon, dass DMSO sehr gut verträglich ist, aber es könnte im Mund und in der Speisröhre etwas brennen.

DMSO als Infusion

Auf Infusionen mit DMSO, die vor allem bei schweren Erkrankungen gegeben werden, möchte ich hier nicht weiter eingehen, da es für die meisten Menschen zu Hause nicht anwendbar ist. Es ist in Kliniken, die mit DMSO arbeiten, allerdings üblich, DMSO bei schwereren Krankheiten vor allem als Infusion zu geben. Wenn man bei Notfällen schnell eine große Menge DMSO in den Körper bringen muss, stößt man mit der Aufnahme über die Haut an seine Grenzen, bzw. kann es einfach zu umständlich sein.

Für DMSO als Hausmittel daheim ist die Gabe von Infusionen nicht unbedingt nötig, da sich bei den geringeren Mengen DMSO auch bei Anwendung über die Haut oder, wenn man es trinkt, schnell in die Blutbahn und damit überall hin in den Körper verteilt. Wenn Sie doch eine Infusion mit DMSO wünschen sollten, wenden Sie sich an einen mit DMSO erfahrenen Arzt oder Heilpraktiker. Am besten finden Sie ihn durch Fragen in Foren, in denen es um DMSO geht. Da DMSO seit einiger Zeit so ein großes Interesse erfährt, kann es nciht mehr lange dauern, bis es Verzeichnisse von Ärzten und Heilpraktikern geben wird, die auch mit DMSO behandeln.

Steriles DMSO, das für Injektionen oder Infusionen genutzt wird, kann man in Ampullenform bei der Viktoria Apotheke in Saarbrücken bekommen.

DMSO zusammen mit anderen Wirkstoffen

Auch wenn DMSO schon selbst viele positive Eigenschaften besitzt und meistens als Monopräparat genutzt wird, kann es sich bei bestimmten Beschwerden lohnen, die Wirkung eines zweiten Präparats mit dem Hinzufügen von DMSO noch weiter zu verstärken. Da DMSO ein so potentes Lösungsmittel ist, kann man weitere Wirkstoffe auf die Haut aufbringen, damit DMSO diese mit in den Körper hineinzieht. Dies ist bei allen möglichen Beschwerden angebracht, aber besonders hilfreich ist es bei Entzündungen oder anderen Prozessen im Körper, zu denen der Blutkreislauf nur wenig Stoffe hinbringen kann wie z.B. bei Zahnentzündungen nach dem Ziehen von Zähnen oder bei arthrotischen Veränderungen in Gelenken. Hier folgen einige der am meisten verbreiteten Verbindungen.

DMSO zusammen mit MMS/CDL

MMS (Miracle Mineral Supplement) ist etwas ganz anderes als MSM, über das weiter hinten im Buch ein Kapitel folgt, also bitte nicht verwechseln. MMS besteht aus einer Natriumchlorit-Lösung, die vor der Anwendung mit einer Säure (z.B. Milchsäure) aktiviert wird und zu Chlordioxid wird.

CDL (Chlordioxid-Lösung) ist die fertige Mischung, die selbst nicht mehr aktiviert werden muss und es schon fertig zu kaufen gibt. Da CDL für fast alle Menschen weit besser verträglich ist als MMS, sind viele MMS-Anwender inzwischen auf CDL umgestiegen.

Jim Humble, ein US-amerikanischer Ingenieur, hat MMS (CDL ist quasi das Folgemittel) vor einigen Jahren für die Anwendung bei Menschen und Tieren entdeckt. Chlordioxid ist uns allen seit vielen Jahren als Wasserdesinfektionsmittel wohlbekannt, und genau das ist auch seine Wirkung im Gewebe. Es gibt kaum einen Stoff, der besser gegen Viren, Bakterien und Pilze hilft. Es wirkt selbst bei hochresistenten Bakterienstämmen und ist für gesunde Zellen ungefährlich - sofern man die normale Dosierung beachtet. Die Berichte über äußerst beeindruckende Heilungen, wie z.B. bei Malaria und schweren kaum heilbaren Entzündungen, gehen in die Tausende.

Zum ersten Mal hörte ich vor ein paar Jahren von MMS, als mir eine Bekannte von dem Wunderstoff erzählte. Ihre Mutter lag einige Zeit davor mit einer Darmentzündung, die nicht abheilen wollte, im Krankenhaus. Die Ärzte, die nicht mehr wussten, was sie tun sollten, hielten eine Operation, bei der ein Teil des entzündeten Darms herausgeschnitten werden sollte, für unvermeidbar. Meine Bekannte erzählte mir, dass sie ihrer Mutter am Abend vor der geplanten Operation MMS gab. Ihre Mutter, die sich zuvor geweigert hatte, MMS einzunehmen und es deswegen nicht früher erhalten hatte, erholte sich so schnell, dass die für den nächsten Tag geplante Operation abgesagt werden konnte.

Ich habe selbst bei einer Zahnentzündung, die sich während einer Kurzreise auf den Kiefer ausweitete, die durchschlagende Wirkung der Kombination DMSO und CDL kennen gelernt. Als ich nach meiner Rückkehr sofort mit DMSO und CDL eine Mundspülung machte, verschwand der Schmerz, der mich zwei Tage gequält hatte, sofort und die Entzündung war am nächsten Morgen fast abgeklungen.

Allerdings ist MMS/CDL kein ungefährlicher Stoff; man muss sehr genau dosieren und sich gut auskennen. Deswegen ermutige ich Sie ausdrücklich, sich weiter über MMS/CDL zu informieren, bevor Sie es selbst einnehmen oder auf die Haut auftragen. Ein gutes Buch zu CDL, das ein eigenes Kapitel zur Anwendung von DMSO mit CDL enthält, ist das Buch „Das CDL-Handbuch – Gesundheit in eigener Verantwortung“ von Dr. med. Antje Oswald.
DMSO und CDL in der Hausapotheke entsprechen zusammen einem ganzen Arzneischrank in der Klinik. Es lohnt sich, sich mit MMS/CDL weiter zu beschäftigen, vor allem in Zeiten von drohenden Antibiotika-Resistenzen.

Ich beziehe mein CDL von der Firma CurcuWid.

DMSO zusammen mit Procain

Procain ist ein Lokalanästhetikum, bei dem schon zu Beginn des 20ten Jahrhunderts weitere für die therapeutische Anwendung interessante Eigenschaften entdeckt wurden. Procain blockiert die Reizleitung der Zellfortsätze der Nervenzellen, was zu Schmerzfreiheit im Gewebe führt. In der sogenannten Neuraltherapie wird dieses Prinzip genutzt, um an Störfeldern wie z.B. „arbeitenden" Narben, toten Zähnen und generell chronischen Entzündungsherden den normalen Fluss der Energie wieder herzustellen. Vor allem bei chronischen Krankheiten wie Rheuma, Neuralgien, Wirbelsäulenbeschwerden und unklaren Schmerzzuständen ist die Neuraltherapie indiziert und wird auch mit einigem Erfolg praktiziert. Dabei wird das Procain in das Gewebe injiziert.

Procain hat allerdings einen Nachteil: es verteilt sich schlecht im Gewebe. Und da kommt natürlich DMSO ins Spiel! Zusammen mit DMSO als Träger für das Procain ist die Störfeldbehandlung viel effektiver, da das Procain eine weit bessere Chance hat, wirklich genau da in das Gewebe zu kommen, wo es wirken soll.

Der Selbstbehandlung mit Procain sind allerdings Grenzen gesetzt, da Sie sich in der Regel nicht selbst spritzen können. Für die Behandlung per Injektion können Sie sich ansonsten an einen guten Arzt oder Heilpraktiker wenden, der sich mit Neuraltherapie auskennt.

Doch da DMSO andere Stoffe gut auch über die Haut in den Körper zieht, kann man das Spritzen in manchen Fällen sogar umgehen! Hartmut Fischer erwähnt in seinem Buch eine Anwendung mit DMSO und Procain auch über die Haut, die bei Entzündungen und empfindlichen Narben angezeigt ist. Dazu empfiehlt er eine Mischung von einer Ampulle Procain (2 ml, einprozentige Lösung) und 2 ml DMSO. Diese beiden Stoffe werden vermischt und direkt auf die Stelle, an der die

Beschwerden sind, aufgetragen. Das Procain können Sie einfach in der Apotheke bekommen.

DMSO mit Magnesiumöl

Magnesium wird für zahlreiche Stoffwechselprozesse benötigt und wird auch als das Power-Mineral bezeichnet, da es dafür sorgt, dass alle Muskeln stark und leistungsfähig sind und man genügend Energie hat. Leider haben mehr als 80 Prozent aller Menschen einen mehr oder weniger ausgeprägten Magnesium-Mangel, was vor allem an unseren ausgelaugten Böden und unserer nicht sehr frischen und nährstoffarmen Ernährung liegt.

Magnesium wird am besten über die Haut aufgenommen, als Magnesiumchlorid. Dieses Magnesiumchlorid können Sie in Form von Flakes bei zahlreichen Anbietern kaufen und eine Magnesium-Lösung ansetzen (wie genau führt jetzt zu weit, ist aber im Internet auf mehreren Seiten zu finden, wenn Sie danach suchen). Dieses sogenannte Magnesiumöl lässt sich wunderbar mit DMSO vermischen, um so zwei Fliegen mit einer Klappe zu schlagen. Insbesondere bei Hautproblemen wie Neurodermitis und anderen Störungen der Haut sowie Arthrose/Arthritis, die immer mit einem Mangel an Magnesium einhergehen, ist diese Mischung förderlich, aber auch bei allen anderen gesundheitlichen Problemen.

Da es kaum eine Krankheit gibt, die nicht mit einem Magnesiummangel verbunden ist, führt eine Magnesiumzufuhr immer zu einem verbesserten Stoffwechsel und oft sogar zu erstaunlichen Heilungserfolgen. Zusammen mit DMSO ergibt dies einen hervorragenden Synergie-Effekt.

Die DMSO-Magnesiumöl-Mischung kann in unterschiedlichem Verhältnis sein, da beide Stoffe sehr gut verträglich sind. Magnesium kann man kaum zu viel im Körper haben, und was doch zu viel ist, wird einfach wieder ausgeschieden. Die gebräuchlichste Mischung wäre 50 Prozent Magnesiumöl zu 50 Prozent DMSO.

DMSO zusammen mit Heilkräutern

Man kann mit DMSO auch wunderbare Pflanzenauszüge herstellen und dabei die Fähigkeiten von DMSO zusammen mit der Heilkraft von Pflanzen kombinieren. Dazu geben Sie die frischen oder getrockneten Pflanzen in ein Glas und schütten DMSO darüber, bis die Pflanzenteile ganz bedeckt sind. Lassen Sie das Glas mehrere Tage stehen, so dass die Inhaltstoffe sich vollständig im DMSO lösen können. DMSO nimmt die Pflanzenstoffe sogar noch vollständiger auf als Alkohol, der traditionell für Pflanzenauszüge genutzt wird. Seihen Sie das DMSO ab und bewahren es in einem Behälter aus Glas oder Porzellan auf. Somit haben Sie eine wirksame heilkräftige Lösung, die zudem noch die Kraft der Heilpflanzen in den Körper bringt.

DMSO mit Pflanzenölen und Cremes

DMSO lässt sich auch gut mit natürlichen Pflanzenölen wie zum Beispiel Kokosnussöl mischen, das eine sehr hautpflegende und reinigende Wirkung hat. DMSO glättet und strafft die Haut, und diesen Effekt können wir uns in selbst gemachten Lotionen und Cremes zu Nutze machen. Bei den Cremes können Sie auch Hyaluronsäure oder Meerwasser für einen zusätzlichen hautstraffenden Effekt nutzen. Seien Sie ruhig kreativ und einfallsreich, aber bedenken Sie, dass Sie nur Inhaltsstoffe nehmen, die wirklich gut für den Körper sind. Bei Cremes sind 10 oder 15 % DMSO in einer Creme ist eine gute Mischung.

DMSO-Aloe Vera Gel

Aloe Vera ist eine uralte Heilpflanze, deren Inhaltsstoffe ebenfalls sehr heilsam sind, vor allem für die Haut. Es gibt einige Studien, die zeigen, dass Aloe Vera hervorragend bei Sonnenbrand, Brandwunden und Psoriasis hilft. Zudem beruhigt und pflegt Aloe Vera die Haut. Mit diesem Profil lässt sich Aloe Vera hervorragend zusammen mit DMSO verwenden, das bei den vorgenannten Beschwerden ebenfalls äußerst hilfreich ist. Zudem ist es durch die dickflüssigere Konsistenz leichter aufzutragen als DMSO alleine.

Natürlich können Sie Aloe Vera Gel mit DMSO auch regelmäßig auftragen, wenn Sie an keiner der genannten Beschwerden leiden. Auch gesunde Haut profitiert enorm von den pflegenden Eigenschaften.
Da das Interesse an DMSO so gestiegen ist, gibt es hier auch mehr und mehr Anbieter, die diese DMSO-Aloe-Vera-Kombination anbieten. Vor allem finden Sie Verkäufer im angrenzenden Ausland und in den USA. Es ist jedoch unnötig, viel Geld für den Versand auszugeben, wenn Sie das Gel ganz einfach selbst herstellen können. Besorgen Sie sich 99prozentiges Aloe Vera Gel in Deutschland und vermischen es in einem Gefäß aus Glas oder Keramik mit dem DMSO. Dann können Sie es z.B. in leere Kosmetikdöschen oder Ähnlichem umfüllen. Üblich sind Mischungen von 70 Prozent DMSO mit 30 Prozent Aloe Vera oder 50 Prozent DMSO mit 50 Prozent Aloe Vera.

DMSO zusammen mit anderen Arzneien

Es gibt unzählige therapeutische Stoffe und Arzneien, die man mit DMSO kombinieren kann. Auch in der Schulmedizin wird DMSO genutzt, um Arzneimittel besser in das Gewebe zu bringen. Zum Beispiel werden Antibiotika, Schmerzmittel und Kortison zusammen mit DMSO gegeben. In einem Fallbeispiel erwähnte ich vorhin auch, wie ein Patient durch Infusionen von DMSO mit Hämatoxylin von Krebs geheilt wurde. Diese Kombination wird vorwiegend bei Tumoren angewandt.
Da Arzneien wie Antibiotika, Cortison und andere zum Teil beträchtliche Nebenwirkungen haben, ist es oft ein Segen, dass durch das Hinzufügen von DMSO das Mittel viel konzentrierter in das Gewebe kommt und man die Dosis auf diese Weise verringern kann. Allerdings sollten Sie bei Antibiotika und Cortison jemanden fragen, der sich damit auskennt. Sonst könnte die Dosis zu hoch sein..
Für den Hausgebrauch können Sie z.B. Salben gegen Schmerzen und Entzündungen zusammen mit DMSO auf die Haut einreiben. Denken Sie daran, nur eine sehr kleine Menge zu dem DMSO hinzu zu geben.

Weitere Erfahrungsberichte

Achillessehnenentzündung bessert sich schnell

Agnes hatte durch Sport und Übergewicht ihre linke Achillessehne überlastet und bekam vom Orthopäden Einlagen wegen ihrer X-Beine verschrieben. Das half langsam, so dass sie nicht mehr humpeln musste, doch ganz ging die Entzündung nicht weg. Nach einem Jahr der jetzt schon chronischen Entzündung lernte sie DMSO kennen und rieb sich ihre Achillessehne jeden Tag zwei Mal damit ein. Innerhalb von wenigen Tagen besserte sich die Entzündung. Man konnte richtig zusehen, wie die Ferse wieder „gerade“ wurde. Sie kann jetzt wieder ohne Schmerzen und sogar barfuß gehen.

Hervorragend bei Verletzungen und Erkältungen

„Meine Hausapotheke besteht jetzt vor allem aus MSM und DMSO. Bis jetzt konnte ich alles damit heilen. Hier eine Auswahl: ein Bienenstich, der nach dem Auftragen von DMSO sofort aufhörte zu schmerzen; ein umgeknickter Fuß, der stark blau angeschwollen war. 10 Minuten nach dem Einreiben von DMSO hatte ich fast keine Schmerzen mehr und ich konnte wieder meinen Knöchel sehen. Bei einer üblen Erkältung nahm ich MSM und DMSO oral ein und war nach zwei Tagen wieder auf dem Damm (sonst war ich viel länger krank). Ich werde es bei allem ausprobieren; bis jetzt bin ich nicht enttäuscht worden.“

Angelika, 39 Jahre

Rosacea heilt ab

Thomas litt schon seit Jahrzehnten an Rosacea, einer chronisch verlaufenden entzündlichen Hauterkrankung, die gerne im Gesicht auftritt. Da sonst keinerlei Medikamente geholfen haben und er kein Kortison nehmen wollte, versuchte er es mit DMSO. Er verdünnte es auf die Hälfte der Konzentration und brachte es auf die Haut im Gesicht auf. Es wurde schon nach der zweiten Anwendung besser. Zudem nahm er Klinoptilolith ein, um die Entgiftung zu fördern und seinen Darm zu sanieren, da Darm- und Hautprobleme oft miteinander zusammenhängen. Nach einer Woche der DMSO-Anwendung braucht er kein Make-up mehr, die entzündeten Stellen im Gesicht waren vollständig abgeheilt. Zur Vorsorge bringt er noch zwei Mal die Woche DMSO auf das Gesicht auf.

Narbe wird wieder glatt

„Ich hatte eine hässliche Narbe, die leicht schwulstig war und dachte, das probiere ich mit DMSO. Und tatsächlich: nach zwei drei Wochen wurde die Narbe schön glatt und flach. Ich verwende es jetzt regelmäßig und erfolgreich für alle Hautprobleme von mir und meiner Familie. Meinem Sohn hat es auch gut bei seiner Akne geholfen. Er ist begeistert."

Birgit, 48 Jahre

Hartnäckiger Fußpilz verabschiedet sich und Psoriasis wird besser

„Ich hatte eine äußerst hartnäckige Pilzerkrankung an den Zehen. Mein Arzt hat alle Versuche, mich zu heilen, nach acht Jahren aufgegeben und zuckte nur noch mit den Achseln. Zum Glück empfahl mir eine Nachbarin DMSO. Nach zwei Wochen täglichem Einreiben mit DMSO ist der Pilz verschwunden und die Haut völlig glatt und gesund. Ein Nebeneffekt war, dass eine Warze, an die ich ursprünglich gar nicht gedacht hatte, wohl ebenfalls mit dem DMSO benetzt worden war und nach kurzer Zeit einfach abfiel.

Meine Frau leidet an Psoriasis und hat ebenfalls das DMSO auf die Stellen vor allem am Ellbogen eingerieben. Nach vier, fünf Tagen war die Haut schon abgeheilt. Unglaublich. Und auch schade, dass wir so viele Jahre nichts von DMSO wussten. Mein Arzt hörte sich diese Erfolge nur unwirsch an. Wir empfehlen DMSO jetzt allen unseren Bekannten."

Karl, 55 Jahre

Lungenemphysem und Krebszellen

Seit etwa 3 Wochen haben wir bereits mit DMSO experimentiert ohne Anleitung. Mein Mann hatte lt. Hautarzt Krebszellen an der Unterlippe. Auf die aggressive Salbe reagierte er mit Entzündungen im Mund und starken Magenbeschwerden. Jetzt haben wir es mit DMSO versucht. Man kann kaum noch etwas vom „Krebs" erkennen. Er bildet sich komplett zurück. Auch meine Knieschmerzen habe ich voll im Griff. Es ist wirklich ein tolles Mittel!
Meine neueste Erfahrung: Mein Mann leidet unter COPD Stadium 3 (Lungenemphysem) Er hat sich vor ein paar Tagen einen Infekt eingefangen. Normalerweise ist das sehr schlimm und mit großen Beeinträchtigungen bis hin zum Krankenhausaufenthalt verbunden. Diesmal gebe ich ihm morgens und abends etwas DMSO + MSM Pulver in Wasser verdünnt. Zusätzlich gurgelt er mit DMSO Tropfen (verdünnt). Natürlich muss er die üblichen Antibiotica und Cordison einnehmen. Da traue ich mich nicht, sie einfach wegzulassen. Aber der Erfolg ist verblüffend. Er hat kaum Beschwerden, kann gut durchatmen und fühlt sich wohl.. Zudem nimmt er seit einiger Zeit Cordyceps Kapseln. Die bewirken, dass er wesentlich besser durchatmen kann. Das nur als Tipp für Asthma- und COPD Patienten!

Hildegard

Windeldermatitis und Arthrose

„Ich habe das Mittel eigentlich für meine Mutter gekauft. Sie hat nach dem Aufstehen steife Finger und Schmerzen von Arthrose. Nach dem ersten Auftragen sagte sie mir erstaunt, dass es sich schon nach wenigen Minuten viel besser anfühlen würde. Drei Tage später rief sie mich an und sagte, sie hätte morgens keinerlei Schmerzen mehr. Die Steifheit ist ebenfalls viel weniger geworden. Sie wird das DMSO nicht mehr hergeben. Allerdings werde ich ihr eine Creme herstellen, denn die Flüssigkeit ist irgendwie unangenehm aufzutragen.
Ich selbst habe bei meinem Sohn eine Windeldermatitis erfolgreich mit DMSO behandelt. Der Ausschlag ging nach einmaligen Auftragen

sofort zurück und heilte schnell ab. Ich trug das DMSO noch drei Mal auf, in einer sehr verdünnten Lösung natürlich. Ein toller Stoff!"

Amanda, 36 Jahre

Heftiger Arthroseschmerz um 80 % reduziert

„Für mich ist DMSO wirklich ein Wundermittel! Ich nehme es seit zwei Monaten morgens und abends innerlich in etwas Saft ein. Zuerst war ich sehr skeptisch, ob es mir bei meiner starken Arthrose auch wirklich helfen kann. Es schmeckt auch nicht besonders gut. Doch nach einer Woche war mein sehr heftiger Arthroseschmerz in den Gelenken um 80 % reduziert. Ich kann wieder in jeder Haltung schlafen und wieder längere Strecken ohne Beschwerden laufen. DMSO hat mir wirklich eine neue Lebensqualität gebracht."

Dagmar, 65 Jahre

Heiße Füße und Schmerzen verschwinden

Margrit litt seit Monaten an Hitze in den Füßen und unbestimmten Schmerzen in der Fußsohle, die immer wieder tagsüber auftraten. Sie rieb sich zwei Mal täglich die Füße und Fußsohlen mit Kokosnussöl (um die Füße geschmeidiger zu machen) und DMSO ein. Die Schmerzen und die Hitze verschwanden innerhalb von zehn Tagen komplett.

Hund lahmt nicht mehr

„Mein Hund hat schon in jungen Jahren begonnen zu lahmen und wurde dann sogar operiert. Die Tierärzte konnten mir nicht wirklich helfen, wir probierten mehrere Mittel aus. Nachdem ich ihm jeden Tag DMSO und ein homöopathisches Arthrosemittel, Arthridonum H von Dr. Schrader, gab, wurde es Tag für Tag besser. Nach drei Jahren Problemen mit dem Laufen ist das nun Schnee von gestern. Er hat keinerlei Probleme mehr. Zudem ist mir aufgefallen, dass er schon lange keine Zecken mehr hatte. Das wird wohl auch am DMSO liegen."

Sarah, 45 Jahre

Psoriasis Arthritis verbessert sich

„Vor ca. einem Jahr bekam ich einen dicken linken Knöchel und hatte Schmerzen. Da ich Psoriasis Inversa habe, vermutete ich eine Psoriasis Arthritis, was der Rheumatologe mir zu 95 Prozent bestätigte. Daraufhin habe ich Tabletten erhalten, die ich von nun an nehmen sollte, um die Entzündung weg zu bekommen. Nach drei Monaten mit den Tabletten (Sulfasalazin) ging es mir so schlecht (physisch wie psychisch), so dass ich die Tabletten wieder absetzte. Schon von Anfang an hatte ich Bedenken wegen der Tabletten, aber mir wurde gesagt, wenn ich nichts dagegen tue, kann sich der Knochen verformen und ich könne dann nie wieder richtig laufen. Die Entzündung war immer noch da, was sich durch Schmerzen bemerkbar machte. Nun kam mir DMSO wieder in den Sinn. Ich bestellte mir die DMSO Lösung und machte mir ca. 1 Woche vor meinem nächsten Arzttermin eine 70-prozentige Lösung, die ich mir jeden Tag auf das Gelenk sprühte. Bereits am nächsten Tag schon konnte ich besser laufen und die Schmerzen nahmen ab. Nun kam der nächste Arzttermin, vor dem ich etwas Bammel hatte, denn ich wollte keine Tabletten mehr nehmen. Der Rheumatologe machte eine Ultraschalluntersuchung und war sehr verwundert, dass keine Entzündung mehr zu erkennen war. Er meinte nur: „Na, dann haben die Tabletten wohl doch geholfen." Ich habe ihm von meiner DMSO-Anwendung nichts erzählt, da er dies sowieso nicht geglaubt hätte. Nur vereinzelt habe ich noch immer mal wieder leichte Schmerzen, die sicherlich bald verschwinden werden. Sollte die Psoriasis-Arthritis wieder mal auftreten, weiß ich nun, was ich zu tun habe."

Ulrike

Gelenkschmerzen und Rheuma werden besser

„Ich habe schon seit Jahren Gelenkschmerzen am Knie, die mich in meinem Alltag einschränken. Erst konnte ich nicht mehr Joggen gehen, dann nicht mehr lange Wanderungen machen. Zum Schluss war sogar Treppen steigen schwierig und nur mit Schmerzen möglich. Operieren, was man mir geraten hatte, wollte ich nicht. Von allen Medikamenten, die mir verschrieben wurden oder die ich ohne ärztlichen Ratschlag ausprobiert habe, hat mir DMSO am besten geholfen. Und jetzt: fast keine Schmerzen mehr, keine Bewegungseinschränkung, fantastisch! Meine Mutter hat ebenfalls sehr gute Erfahrungen mit DMSO bei ihrem Rheuma gemacht. Ab dem 4.ten Tag hatte sie weniger Schmerzen und fühlt sich jetzt auch insgesamt besser. Sie ist ganz euphorisch. Bei Erkältungen wirkt es ebenfalls sehr gut, zwei Tage Erkältung anstatt sonst einer Woche."

Tom, 42 Jahre

MSM – ein naher Verwandter von DMSO

MSM (Methyl-Sulfonyl-Methan) ist wie DMSO eine Schwefelverbindung und eng mit DMSO verwandt. Es hat in vielen Bereichen eine vergleichbare positive Wirkung auf den Organismus, es wirkt z.B. ähnlich entzündungshemmend und schmerzlindernd, wenn auch – so ist mein Eindruck aus meinen Erfahrungen und Berichten von Bekannten – nicht ganz so stark in der akuten Wirkung wie DMSO.
MSM oder Schwefel gehört neben Magnesium, Kalzium, Kalium und anderen zu den wichtigsten und häufigsten Elementen in unserem Körper. Insgesamt sind ungefähr 150 Gramm Schwefel in unserem Körper vorhanden.
Hauptsächlich ist der Schwefel im Gewebe gebunden – eine hohe Konzentration findet sich in Nägeln, Haaren und Knorpeln – und so hat eine Messung im Blut nur eine eingeschränkte Aussagekraft.
In Deutschland ist MSM, im Gegensatz zu den USA, wo es von Ärzten und Naturheilkundigen viel verschrieben wird, noch wenig bekannt. Doch das Interesse der Menschen an dem hilfreichen Stoff, den man so vielseitig einsetzen kann, steigt unaufhaltsam. Kein Wunder, denn MSM ist ein richtiger Allrounder, den man wie DMSO zur Linderung zahlreicher Beschwerden in vielen Bereichen verwenden kann.

Schwefel ist unverzichtbar für den Menschen und dient als Baustoff für Kollagen, einem wichtigen Bestandteil des Bindegewebes. Es ist reichlich in Haaren, Nägeln und Knorpeln enthalten. Es wird für die Funktion von Hormonen und Enzymen gebraucht und ist immens wichtig für den Eiweißstoffwechsel und ein funktionierendes Immunsystem.
Schwefel erhöht auch die Durchlässigkeit der Zellmembranen, was zu einer verbesserten Nährstoffaufnahme in die Zellen und auch zu einem verbesserten Abtransport von Abbauprodukten aus den Zellen führt. Damit wirkt Schwefel hervorragend entgiftend. Da die Ansammlung von Giften im Körper als eine der Hauptursachen für die Entste-

hung von vielen Krankheiten wie Krebs, Alzheimer und anderen gilt, ist das eine hervorragende Eigenschaft. Schwefel fördert auch ein gesundes Sauerstoff-Gleichgewicht im Gehirn, verbessert die Durchblutung und sorgt auf diese Weise für eine bessere Konzentration und geistige Wachheit.

Die Hauptanwendungen von MSM sind Entzündungen, Schmerzen und Allergien, also Gebiete, in denen jeder von uns hin und wieder Hilfe benötigt. Da es nach einer Eingewöhnungsphase quasi nicht überdosiert werden kann und somit sehr sicher ist und sich in so vielen Bereichen als hilfreich erweist, gehört MSM in jede Hausapotheke und meiner Meinung nach zu den Nahrungsergänzungsmitteln, die man dauerhaft einnehmen sollte.

Die Symptome eines Schwefel-Mangels

Ein Mangel an Schwefel macht sich vor allem in folgenden Symptomen bemerkbar:

- Gelenkbeschwerden wie Arthritis oder Arthrose
- Durchblutungsstörungen
- trockenes Haar oder Haarausfall
- schlaffes Bindegewebe, brüchige Fingernägel
- grauer Star
- Probleme mit der Leber
- Stimmungsschwankungen, Depressionen und Ängste

Da MSM aber auf vielerlei Enzyme und Hormone einwirkt, kann es abgesehen von den beschriebenen Symptomen noch weitere Beschwerden geben, die mit dem Immunsystem oder Hormonsystem zu tun haben.

Schwefel im Essen

Schwefel findet sich vor allem in vitalstoffreicher frischer Nahrung wie grünen Blättern, Algen und verschiedenen Gemüsesorten und Früchten und in geringerem Maße in rohem Fleisch und Fisch. Die entzündungshemmende Wirkung von Zwiebeln, Knoblauch und Bärlauch ist vor allem auf ihren hohen Schwefelgehalt zurückzuführen. Unter anderem kommt daher auch die entgiftende Wirkung einer Bärlauchkur im Frühling.

Durch Lagerung, Erhitzen und Trocknen wird allerdings der Gehalt an Schwefel immer weniger, bis kaum noch etwas davon in der Nahrung zu finden ist. Zwei bis drei Tage Lagerung genügen, dass sich der gesamte Schwefel aus grünen Blättern verflüchtigt hat. Wenn man kaum frische Rohkost zu sich nimmt, kann man sich leicht denken, dass der Mangel an Schwefel mit seinen gesundheitlichen Folgen unaufhaltsam ist. Ein weiterer Grund für unseren Schwefelmangel ist die Umstellung beim Düngen der Felder von schwefelhaltigem Mist zu modernen Düngemitteln, die keinen Schwefel enthalten. Somit enthalten die angebauten Pflanzen schon bei der Ernte zu wenig Schwefel. Die modernen Düngemethoden sind auch für weitere Nährstoffmängel in unserer Nahrung verantwortlich.

Hilfe bei Schmerzen und Entzündungen

MSM bei chronischen Schmerzen, Entzündungen, Arthrose und Arthritis

MSM lindert Schmerzen häufig genauso gut wie konventionelle Schmerzmittel und wirkt zusätzlich auch entzündungshemmend. Man kann Schwefel auch problemlos mit einem Schmerzmittel kombinieren. Allerdings dauert es in der Regel nicht Stunden, sondern eher Tage und manchmal Wochen, bis die schmerzlindernde Wirkung eintritt. Da MSM keine Nebenwirkungen hat und sehr gut hilft, sollte seine Anwendung bei Schmerzen Standardtherapie sein.

Wie genau wirkt MSM schmerzlindernd? Schwefel bindet und transportiert Gewebsflüssigkeit ab und wirkt so abschwellend. Es unterdrückt bei Entzündungen die Bildung von den sogenannten Fibroblasten, die zu einer starken Schwellung führen und verbessert die Wirkung von Kortison und anderer körpereigener entzündungshemmender Hormone. MSM unterdrückt die Schmerzleitung in Nervenfasern und erhöht die Durchlässigkeit im Gewebe für körpereigene schmerzhemmende Substanzen.

Bei chronischen oder akuten Rückenbeschwerden, ob sie von Bandscheibenproblemen, Überdehnung der Bänder, Verrenkungen der Wirbel oder Muskelverspannungen herrühren, hilft MSM zuverlässig und anhaltend.

Eine sehr interessante Studie veröffentlichte der damalige Direktor der Schmerzklinik in Portland im Jahre 1999. Der Vater des DMSO Professor Stanley Jacob behandelte auch über 20 Jahre hinweg ungefähr 18.000 Schmerzpatienten mit regelmäßigen MSM-Gaben. Das Ergebnis war geradezu sensationell: 70 Prozent der Patienten hatten deutlich geringere Schmerzen oder wurde vollständig schmerzfrei. Das ist vor allem auch bemerkenswert, da es offensichtlich Patienten mit dauernden starken Schmerzen waren, sonst hätten sie keine Hilfe in einer Schmerzklinik gesucht.

Die Arthrose ist die häufigste chronische Schmerzerkrankung in Deutschland. Die Ursache ist der Verschleiß von Knorpeln sowie allgemein der Alterungsprozess. Wenn das arthrotische Gelenk zu sehr belastet wird, kann sich das Gelenk entzünden und man spricht von Arthritis. Dabei wird das kollagene Gewebe der Gelenke vom eigenen Immunsystem geschädigt. In den entzündeten Gelenken finden sich auch niedrigere Schwefelkonzentrationen als in den gesunden Gelenken.

Es gibt zahlreiche Studien, die zeigen, dass MSM Schmerzen, Entzündungen und Schwellungen an Gelenken wieder rückgängig machen kann. Auch Versteifungen an Gelenken verbesserten sich in den Studien deutlich. Schwefel entspannt verspannte Muskulatur und erhöht die Durchblutung. Es wirkt genau wie DMSO intensiv schmerz- und entzündungshemmend.
Bei Arthrose und Arthritis verspricht die Einnahme von MSM zusammen mit Glukosamin einen noch größeren Erfolg als die Einnahme von MSM alleine. Es hat sich bei Arthritis auch sehr bewährt, den Konsum von entzündungsfördernden Nahrungsmitteln wie Fleisch, Milchprodukten und Zucker streng zu reduzieren.

Nicht nur bei Gelenkentzündungen, auch bei allen sonstigen Entzündungen im Körper wie Parodontitis, Asthma oder Blasenentzündung ist MSM eines der Mittel, die andauernde Linderung versprechen.

Fibromyalgie

Die Fibromyalgie wurde früher auch Weichteilrheumatismus genannt und bezeichnet chronische Schmerzen in Muskeln und Sehnen und generell im Gewebe. Zudem sind die Betroffenen oft müde und abge-

schlagen und leiden an Kopfschmerzen und Gefühlsstörungen an den Fingern.
Die Ursache der Fibromyalgie ist nicht abschließend geklärt. Ein Auslöser scheint eine chronische Borreliose-Infektion zu sein. Schwefel ist eines der wenigen nebenwirkungsfreien Mittel, das mit seiner schmerzlindernden Wirkung gut bei diesen Beschwerden hilft.

Autoimmunerkrankungen

In der Regel kann das Immunsystem des Menschen sehr gut zwischen körpereigenen und fremden Stoffen unterscheiden. Bei Autoimmunerkrankungen hat der Körper diese Unterscheidungskraft verloren und bildet Antikörper gegen das eigenes Gewebe. Diese Autoaggression kann durch Medikamente oder auch durch psychische Prozesse ausgelöst werden. Oft weiß man einfach nicht, was zur Ausbildung dieser Überreaktion geführt hat.
Zu den Autoimmunerkrankungen gehören so schwere Erkrankungen wie Lupus erythematodes, Morbus Crohn, Typ-1-Diabetes oder Sklerodermie.
In der Regel kann MSM bei diesen Krankheiten nicht zur vollständigen Heilung führen, sondern in vielen Fällen die Symptome abmildern und für weniger Schmerzen und eine geringere Entzündungsreaktion sorgen. Da MSM nach der anfänglichen Entgiftungsreaktion keine Nebenwirkungen hat, ist die zusätzliche Gabe von Schwefel auf jeden Fall einen Versuch wert.
Bei Hashimoto, einer Autoimmunerkrankung der Schilddrüse, hilft MSM sehr gut und wird auch häufig verwendet.

Allergien

Allergien haben in den vergangenen Jahren stark zugenommen. Viele Menschen profitieren von Schwefel bei Heuschnupfen, Hausstauballergien oder anderen Allergien. Die Allergie bessert sich oder verschwindet nach wenigen Wochen ganz. MSM hemmt die Histaminfreisetzung und bindet sich an die Schleimhäute, so dass eine Schutzschicht zwischen der Haut und dem Allergen entsteht. Mehreren Studien zufolge wird die Histaminfreisetzung mit MSM genauso gut gehemmt wie mit herkömmlichen Antihistaminika.

Magen-Darm-Trakt

Schwefel hilft auch bei den meisten Beschwerden des Magen-Darm-Trakts. Bei chronischer Verstopfung hilft MSM in der Regel relativ schnell, und auch bei Schleimhautreizungen und Symptomen wie Völlegefühl, Sodbrennen und leichten Krämpfen im Magen- oder Darmbereich führt die Einnahme von Schwefel meist zu einer Besserung. Dass auch bei ernsteren Krankheiten der Verdauungsorgane wie Colitis Ulcerosa gute Ergebnisse mit MSM erzielt werden, habe ich schon erwähnt.

Weitere Beschwerden

Da MSM ein wahrer Tausendsassa unter den Nahrungsergänzungsmitteln ist, gibt es noch zahlreiche weitere Beschwerden, bei denen es hilfreich ist.

Bei Sportverletzungen wie Verstauchungen, Zerrungen, Verspannungen und anderen Verletzungen ist MSM eines der ersten Mittel der Wahl. Auch bei Sehnen- oder Sehnenscheidenentzündungen hilft Schwefel mit seiner entzündungshemmenden Wirkung.

Äußerlich wurde MSM mit großem Erfolg bei Fußpilz angewandt. Auch bei Quetschungen, Krampfadern, Psoriasis, Ekzemen oder Verbrennungen beschleunigt es die Heilung beträchtlich.

MSM und Krebs

Vielversprechend ist die Forschung, wenn es zu MSM und dem Thema Krebs kommt. In Tierversuchen mit Ratten konnte nachgewiesen werden, dass die Einnahme von MSM den Ausbruch von Brustkrebs verzögert. Tiere, die MSM erhielten, bildeten die ersten Tumorzellen 130 Tage später als die Kontrollgruppe.

In einer Studie von Eun Joung Lim und anderen Wissenschaftlern aus Südkorea (2012) wird MSM höchstes Heilpotential sogar bei tripple-negativem Brustkrebs zugeordnet, einer Brustkrebsart, die besonders schwer zu therapieren gilt. Durch MSM-Gabe kam es zu einer massiven Hemmung des Brustkrebswachstums bei den Versuchsratten.
Versuche bei Ratten mit Darmkrebs haben zu ähnlichen Heilerfolge geführt.
Ein Forschungsbericht von 2010 von der Universität aus Connecticut legt dar, dass nach ausführlichen Versuchen mit Melanomzellen (Melanome gehören zu den aggressivsten Krebsarten), die MSM ausgesetzt wurden, diese ihre tödlichen Eigenschaften verloren.
Die Ergebnisse waren, dass MSM das Auswandern von Melanomzellen in das Zwischengewebe verhinderte, das MSM zu einer Kontaktsperre metastasierender Melanomzellen führte, Zellwucherung und die DNS-Synthese in Melanomzellen verhinderte und die Wundheilung beschleunigte.
Die Wissenschaftler kamen zum Schluss, dass es so aussah, als würde MSM die metastasierenden Zellen wieder in normale Pigmentzellen zurück verwandeln.
Das sind sehr interessante Studienergebnisse. Ich bin gespannt, was die Forschung zu MSM und Krebs noch weiter an Erkenntnissen hervorbringen wird.

MSM zur Entgiftung

Wir sind unser Leben lang allen möglichen Giften ausgesetzt. Von Schwermetallen wie Blei, Aluminium, Quecksilber aus Amalgam oder chemischen Verbindungen aus unseren Putzmitteln bis hin zu künstlichen Zusatzstoffen in unserer Nahrung. Zudem belasten wir unseren Körper mit leeren Kohlenhydraten wie Zucker und Weißmehl, die er nur schwer verarbeiten kann. Das ist der Grund, warum wir meist kontinuierlich Abbauprodukte in unserem Gewebe einlagern, die mit der Zeit unsere Energie und unsere Leistungsfähigkeit vermindern.

Wenn man entgiftet, lösen sich die verschiedenen Stoffe wie Schwermetalle oder Abbauprodukte unserer denaturierten Nahrung aus dem Gewebe, gehen ins Blut und können so über die Nieren, den Darm und über die Haut ausgeschieden werden. Das führt zu einem ganz allgemein besseren Wohlbefinden und der Linderung oder Heilung vieler Beschwerden. Ich würde sogar so weit gehen, dass die Entgiftung die Grundlage jeder Heilbehandlung sein sollte.

MSM hat eine stark entgiftende Wirkung, was der Hauptgrund ist, warum man mit einer kleinen Dosis anfangen und sie nur langsam steigern sollte. Bei ungefähr 20 % aller Menschen kann es zu Beginn der Einnahme zu Entgiftungssymptomen kommen.
Diese können zu Magen-Darm-Problemen, häufigem Stuhlgang, Kopfweh, Reizbarkeit, Müdigkeit und Abgeschlagenheit führen. In diesem Fall reduzieren Sie die MSM-Menge auf die Hälfte oder auf ein Viertel. Gönnen Sie sich viel Ruhe und unterstützen Sie die Entgiftung, indem Sie viel Wasser trinken (drei Liter am Tag) und eventuell Basenbäder oder Einläufe machen.
Im Grunde ist der Prozess einer Fastenkur ähnlich: erst fühlen Sie sich müde und etwas krank, um danach eine um so größere Energie und Wachheit zu haben. Je mehr Entgiftungssymptome Sie haben, um so mehr Toxine haben Sie auch im Körper und um so nötiger brauchen Sie die Entgiftung. Verringern Sie also die Dosis, wenn die Beschwerden zu heftig werden sollten, aber setzen Sie sie nicht ganz ab. Sonst wäre der Prozess der Entgiftung erst einmal unterbrochen, und das wäre schade. Die Symptome der Entgiftung sollten mit der halben oder viertel Dosis MSM geringer werden und dann schnell abklingen. Dann können Sie wieder vorsichtig die Dosis an Schwefel erhöhen.
Das heißt nicht, dass MSM bei Menschen, die keine Entgiftungssymptome haben, nicht entgiftend wirkt, sondern dass die Reinigung leichter und unbemerkter vor sich geht und der Organismus wahrscheinlich auch weniger belastet sind.

MSM für mehr Energie und Schönheit

Schwefel hilft bei einer reibungslosen Energieproduktion und erhöht so den Energielevel. Manche Menschen bekommen sogar sofort nach der Einnahme einen Energieschub. Viele Menschen berichten auch, dass sie sich länger konzentrieren können und sich wacher und klarer fühlen. Das ist nicht verwunderlich, da Schwefel auch für den Aufbau von Neurotransmittern benötigt wird. So wird mit Schwefel auch eine bessere Gehirnfunktion gefördert.

Schwefel ist auch ein wichtiger Bestandteil des Proteins Keratin, aus dem hauptsächlich unsere Haare und unsere Nägel bestehen. Des weiteren gibt es zwei weitere Proteine, das Kollagen und das Elastin, die beide sehr wichtig für eine schöne elastische Haut und ein straffes Bindegewebe sind und unter anderem ebenfalls aus Schwefel bestehen.
Ohne Schwefel verliert die Haut ihre Elastizität, wird faltiger und sieht älter aus. Die Nägel werden brüchig und die Haare spröde und glanzlos. Schwefel hilft bei all diesen Symptomen und wird deswegen zu Recht als das Element der Schönheit bezeichnet.
Es gibt zahlreiche begeisterte Menschen, die über das Wachsen von längerem glänzendem Haar, schönerer Haut und starken schönen Fingernägeln berichten. Mir hat sogar einmal jemand erzählt, dass seiner betagten Mutter, der seit Jahren nur noch weiße Haare wuchsen, nach der Einnahme von MSM plötzlich wieder vereinzelt schwarze Haare auf dem Kopf sprossen.

MSM für Pferde, Hunde und Katzen

Es ist schon lange üblich, Pferde mit MSM zu behandeln, und dies mit sehr guten Erfolgen. Auch bei Hunden und Katzen ist die Behandlung mit MSM erfolgsversprechend. Züchter geben häufig ihren Tieren MSM und loben das schöne und dichte Fell, das diese entwickeln. Die Indikation ist grundsätzlich dieselbe wie beim Menschen, und vor allem bei Gelenk- und Hautproblemen und entzündlichen Erkrankungen gibt es zahlreiche positive Berichte. Auch von geheilten Krebserkran-

kungen habe ich schon gehört. Also probieren Sie es aus und fangen Sie wie bei sich mit einer geringen Dosierung an, die dann langsam gesteigert wird.
Bei Hunden und Katzen mischt man den Schwefel einfach unter das tägliche Futter. Die Dosis ist so gering, dass der Schwefel in der Regel ohne Probleme aufgenommen wird.

Praktische Tipps zur Einnahme von MSM

Zum Glück ist das kristalline, weiße und geruchlose Pulver MSM eine günstige und leicht erhältliche Nahrungsergänzung, die man als Pulver oder in Kapseln abgefüllt kaufen kann. Ich empfehle Ihnen, sich bevorzugt das Pulver zu besorgen. Erstens ist es vielfach günstiger als die Kapseln, und zweitens bietet es Ihnen mehr Freiheiten bei der Dosierung. Ein Kilo MSM kostet ungefähr 15 Euro.
Es gibt bei MSM nicht unbedingt die Standarddosierung, da es einen großen Unterschied macht, ob Sie es nur als Vorbeugung in geringer Menge oder bei chronischen Krankheiten anwenden. Zudem metabolisiert jeder Mensch MSM anders, und selbst bei identischen Krankheitsbildern kann der eine Mensch eine sehr gute Wirkung mit 1 Gramm MSM erfahren, der andere aber erst mit der dreifachen oder zehnfachen Menge.

Die Grunddosierung

Allgemein zur Gesunderhaltung empfehlen die meisten Therapeuten ein bis zwei Gramm MSM täglich. Das ist ungefähr eine kleine Messerspitze. Ein nicht gehäufter Teelöffel Schwefel entspricht fünf Gramm MSM. So können Sie – zwar nicht sehr genau, aber einigermaßen – die Dosierung bestimmen. Wenn Sie es ganz genau wissen wollen, können Sie auch eine sehr feine Waage zum Abwiegen benutzen.

Fangen Sie die MSM-Einnahme mit nur einem halben Gramm an. Denn obwohl MSM keine Nebenwirkungen kennt und es als ein sehr sicheres Nahrungsergänzungsmittel gilt, gibt es doch immer wieder Menschen, die empfindlich reagieren und auf MSM leicht mit Aufstoßen und Blähungen reagieren. Zudem halten Sie so die möglicherweise auftretenden Entgiftungssymptome in Schach. Bei einem halben Gramm sollten keine Nebenwirkungen oder Entgiftungssymptome auftreten. Am nächsten Tag können Sie dann ein Gramm zu sich nehmen, am nächsten Tag 1,5 Gramm und am vierten Tag zwei Gramm.

Wenn Sie keine besonderen gesundheitlichen Probleme haben, können Sie dann bei dieser Dosierung bleiben.
Am besten teilen Sie diese tägliche Dosis in zwei Einzelgaben morgens und abends auf, aber auch nur eine tägliche Einnahme hat ihre Wirkung. Die Halbwertszeit von MSM beträgt 12 Stunden.
Lösen Sie den Schwefel, der leicht bitter schmeckt, in Wasser oder Fruchtsaft auf. In Grapefruitsaft schmeckt es sogar ganz gut, da es sich mit dem bitteren Geschmack der Grapefruit verbindet. Nehmen Sie den Schwefel am Abend nicht zu spät ein, da manche Menschen davon sofort einen Energieschub bekommen.

Wenn Sie ansonsten gesund sind, werden Sie durch MSM vor allem merken, wie Ihre Haare dichter werden und schneller wachsen, Ihre Nägel stark und fest sind, Sie eine weiche und schöne Haut haben und Sie allgemein mehr Energie besitzen.

Einen Nebeneffekt scheint es mit MSM allerdings doch zu geben: lebhaftere und intensivere Träume. Nach einiger Zeit scheint sich das aber wieder zu geben. Ich habe MSM sogar schon als Empfehlung in einem Forum für luzides Träumen gefunden. Die luziden Träume (Wachträume) sollen dadurch leichter hervorgerufen werden. Und nein – Alpträume werden durch MSM nicht verstärkt.

Die therapeutische Dosis

Wenn Sie an Beschwerden oder chronischen Krankheiten leiden, fangen Sie ebenfalls mit einer geringen Menge an und steigern diese, bis Sie eine wirksame therapeutische Dosis haben, d.h. Sie merken, wie Ihre Beschwerden besser werden.
Für manche Menschen bedeutet das, dass sie bis zu 10 Gramm täglich MSM einnehmen müssen, um eine wirkliche Linderung zu erfahren. Das ist kein Problem, da überschüssiges MSM leicht wieder über die Niere und den Darm ausgeschieden wird. Auch hier gilt: den Schwefel am besten zwei Mal am Tag einnehmen.

Doch auch mit nur einem Gramm am Tag berichten viele Menschen, dass ihre Entzündungen oder chronischen Schmerzen besser werden. Wenn Sie bei vier Gramm MSM täglich noch keine Verbesserung bemerken, erhöhen Sie die Dosis graduell, bis Ihre Beschwerden besser werden. Gehen Sie allerdings nicht über 10 bis 15 Gramm am Tag hinaus.

Übrigens kann man MSM auch äußerlich anwenden, indem man den Schwefel in wenig Wasser auflöst und dann auf die Haut aufträgt. Das wird bei Hautproblemen wie Akne oder Sonnenbrand gemacht. Da wir allerdings für die äußerliche Anwendung DMSO mit einem ganz ähnlichem Wirkungsspektrum haben, halte ich dies nicht unbedingt für nötig.

Wann ist die erste Wirkung zu erwarten?

MSM ist ein Nahrungsergänzungsmittel und kein Medikament, also sollten Sie sich etwas Zeit geben, bis eine Änderung eintritt. Manche Menschen merken schon nach drei bis vier Tagen eine erste und manchmal schon eine deutliche Wirkung, doch es kann auch bis zu mehreren Wochen dauern. Nach drei Wochen sollten Sie einen ersten Effekt bemerken. Wenn nicht, prüfen Sie, ob die Dosis hoch genug ist und erhöhen Sie diese weiter.

Wann nehme ich MSM und wann DMSO?

MSM können Sie dauerhaft als Nahrungsergänzung einnehmen, da der Körper Schwefel dauerhaft benötigt und wir uns mit der Nahrung fast immer zu wenig zuführen. Wenn Sie gesund sind, können Sie bei einer geringen Dosis MSM bleiben.

Bei gesundheitlichen Problemen allerdings empfehle ich, die MSM-Dosis zu erhöhen und zusätzlich DMSO zu nehmen.

DMSO wirkt bei schweren Erkrankungen, wenn es auch darum geht, schnell etwas zu bewirken, schneller als MSM.

Erfahrungsberichte über MSM

Arthrose heilt ab und schönere Haare

„Mein Arzt sagte mir, dass ich Arthrose hätte und das nicht heilbar sei. Das war erst einmal ein Schlag für mich. Doch dann besorgte ich mir einige Bücher, änderte meine Ernährung und begann dann, MSM in Kapseln einzunehmen. Bis Ende Dezember konnte ich wegen der Schmerzen nur mühsam Treppen laufen. Ich ging den linken Fuß nach oben, dann den rechten nachziehend, es dauerte ewig. Nach sechs Wochen konnte ich erstmals wieder ganz frei, ohne mich am Geländer festzuhalten, eine Treppe hinauflaufen. Das ist unglaublich für mich und ich bin sehr dankbar dafür. Ich habe immer noch manchmal Schmerzen, aber ich bin optimistisch, dass es sich noch weiter verbessert.
Zudem sind meine feinen Haare fülliger und ich meine auch dicker geworden. Meine Freundinnen staunen und nehmen jetzt selbst MSM. Ich kann wirklich sagen, dass jeder, dem ich es empfohlen habe, sich positiv darüber äußert. In unserem Alter hat ja jeder etwas mit den Gelenken."

Miriam, 62 Jahre

Asthma massiv besser

„Seit 40 Jahren habe ich Asthma und musste schon jahrelang Kortison in Tablettenform nehmen. Ein Jahr lang nehme ich jetzt Schwefel und Vitamin D als Nahrungsergänzung und die Kombination hat für mich Wunder bewirkt. Leider haben mich die verschiedenen Lungenärzte niemals darauf hingewiesen, dass man bei Asthma etwas tun kann.
Zusammen mit weniger Konsum von Milch (was, denke ich, auch einen Beitrag geleistet hat) ist mein Asthma sofort massiv besser geworden. Früher habe ich zwei Hub Kortisonspray Foster am Tag und ein Bedarfsspray bis zu 15 Mal am Tag genommen. Heute sind es ein Hub Foster und alle zwei Tage ungefähr das Bedarfsspray. Ich fühle mich

putzmunter. Weiterer Nebeneffekt: mein früherer starker Heuschnupfen ist so gut wie nicht mehr zu spüren."

Elvira, 49 Jahre

Erster Sommer ohne Heuschnupfen

„Von meinem Heilpraktiker bekam ich MSM empfohlen, ein Mittel, das er mit großem Erfolg in seiner Praxis anwendet. Eigentlich um die Entgiftung anzukurbeln, aber das Mittel hatte eine tolle Wirkung. Nach 28 Jahren habe ich den ersten heuschnupfenfreien Sommer meines Lebens genossen. Kein Augenbrennen, kein Gaumenjucken, keine laufende Nase, kein Überlegen, ob ich es wagen soll, hinaus zu gehen. Ich bin begeistert."

Nina, 44 Jahre

Schönere Haare und feste Nägel

„Mit MSM sind meine Haare und meine Nägel so schön geworden wie vor 20 Jahren. Auch mein Gesicht wirkt frischer. Zwischendurch hatte ich mit der Einnahme geschludert und ein halbes Jahr lang nur sehr wenig MSM zu mir genommen. Schleichend hat sich der Zustand von meiner Haut, meiner Haare und vor allem meiner Nägel verschlechtert. Die Nägel sind wieder brüchig geworden. Seit vier Wochen nehme ich es wieder regelmäßig und ich kann den Unterschied schon wieder erkennen. Ich habe mir vorgenommen, jetzt dabei zu bleiben."

Tanja, 48 Jahre

Verdauungsprobleme verschwunden

Martin wusste schon gar nicht mehr, wie viele Ärzte er wegen seiner langjährigen Bauchbeschwerden aufgesucht hatte. Ein Freund empfahl ihm MSM wegen seiner Probleme. Anfänglich wurden die Krämpfe und Schmerzen im Bauch mit MSM stärker, zudem zeigte sich auch Pickelbildung, die allerdings schnell wieder verging (Pickel können als Teil der Entgiftungssymptome auftreten). Trotzdem nahm er weiterhin

MSM ein und nach einigen Tagen wurde es immer besser und besser. Heute geht es seiner Verdauung und seinem Darm so gut wie nie. Auch seine Stimmung ist besser geworden.

Schmerzen am Fuß lösen sich auf

„Seit zwei Monaten benutze ich MSM und meine Schmerzen am Fuß sind weg, einfach verschwunden. Ich habe Einlagen bekommen, war bei mehreren Orthopäden usw. und es wurde trotzdem nicht besser. Da ich die Schmerzen fast ein Jahr hatte, liegt es meiner Meinung nach sehr sicher am Schwefel. Zudem habe ich schneller wachsende Haare und festere Fingernägel. Zudem soll es ja die Entgiftung anregen, was ja auch positiv ist. Ich werde es definitiv weiter einnehmen."

Karin, 45 Jahre

Hund hat schöneres Fell und läuft besser

Ich empfahl kürzlich einer Bekannten MSM für ihren 8 Jahre alten großen Hund, der immer wieder an leichten Gelenkproblemen litt. Nach wenigen Tagen wurde mir schon berichtet, dass er besser laufen würde. Nach drei Wochen wurde mir außerdem rückgemeldet, dass er ein schöneres glänzenderes Fell bekommen hätte. Er bekommt jetzt täglich eine Messerspitze MSM ins Futter.

Literaturnachweis

„DMSO Nature's healer“ von Dr. Morton Walker; Avery Verlag

„The DMSO handbook für doctors“ von Archie H. Scott; iUniverse, Inc. Bloomington, 2013

„Das DMSO-Handbuch – Verborgenes Wissen aus der Natur“ von Dr. rer. nat. Hartmut P. A. Fischer; Daniel-Peter-Verlag, 3. Auflage 2014

„Dimethyl sulfoxide (DMSO) in trauma and disease“ von Stanley W. Jacob und Jack C. de la Torre; Taylor and Francis Group, 2015

„The One-Minute Cure: The Secret to Healing Virtually All Diseases“ von Madison Cavanaugh; Think-outside-the-book publishing, 2008

„Gesünder mit Mikronährstoffen“ von Dr. med. Bodo Kuklinski und Dr. med. Ina von Lunteren; Aurum Verlag, 5. Auflage 2013

„Die Vitalstoff-Entscheidung – Gesund und fit durch natürliche Nahrungsergänzung“ von Dr. med Petra Wenzel, Maya-Media-Verlag, 7. Auflage 2016

„Handbuch Nährstoffe – Vorbeugen und heilen durch ausgewogene Ernährung; Trias Verlag, 1. Auflage 2012

„Das CDL-Handbuch – Gesundheit in eigener Verantwortung“ von Dr. med. Antje Oswald; 2. Auflage 2016

„Handbuch Anti-Aging und Prävention“ von Rüdiger Schmitt-Homm und Sabine Homm; VAK Verlag, 2. Auflage 2014

„Over-the-counter natural cures“ von Shane Ellison; von Sourcebooks, Ink.

„ Neue Wege der Heilung“ von Dr. med. Ulrich Strunz; Heyne Verlag, 2017

„Lass dich nicht vergiften – Warum uns Schadstoffe chronisch krank machen und wie wir ihnen entkommen“ von Dr. med. Joachim Mutter; GU Verlag, 3. Auflage 2014

„MSM – eine Supersubstanz der Natur“ von Dr. Frank Liebke; VAK Verlag, 12. Auflage 2014

„Die 10 besten Nahrungsergänzungsmittel“ von Evelyne Laye; Jadebaum Verlag, 2. Auflage 2017

Studiennachweis (Auswahl)

Dimethyl sulfoxide promotes the multiple functions of the tumor suppressor HLJ1 through activator protein-1 activation in NSCLC cells. Von Chi-Chung Wang, Sheng-Yi Lin, Yi-Hua Lai, Ya-Jung Liu, Yuan-Lin Hsu, Jeremy J. W. Chen, doi.org, April 2012.

A novel compound analgesic cream (ketamine, pentoxifylline, clonidine, DMSO) for complex regional pain syndrome patients. Von Russo MA, Santarelli DM, World institute of pain, 2015.

Toxicologic update of dimethyl sulfoxide. Von Rubin LF, Ann NY Acad Sci, 1983.

Palliative treatment for advanced biliary adenocarcinomas with combination dimethyl sulfoxide-sodium bicarbonate infusion and S-adenosyl-L-methionine. Von Hoang BX, Tran HQ, Vu UV, Pham QT, Shaw DG, Pain Palliat Care Pharmacoter, Sept. 2014.

Role of oxygen-derived free radicals in hemorrhagic shock-induced gastric lesions in the rat. Von Itoh M, Guth PH, Gastroenterology, May 1985.

The effect of dimethyl sulfoxide on the induction of breast cancer in the rat. Von Fletcher WS, Dennis DL, Ann NY Acad Sci, March 1967.

Dimethyl sulfoxide therapy in bronchiolitis. Von Zuniga A, Burdach R, Rubio S, Ann NY Acad Sci, Jan 1975.

The use of dimethyl-sulfoxide (DMSO) in the treatment of interstitial cystitis. Von Ek A, Engberg A, Frödin L, Jönsson G, Scand. J Urol Nephrol, 1978.

Acute dimethyl sulfoxide therapy in brain edema. Part 3: effect of a 3-hour infusion. Von DelBigio M, James HE, Camp PE, Werner R, Marshall LF, Tung H, Neurosurgery, Jan 1982.

Favorable effect of dimethyl sulfoxide on secondary amyloidosis in juvenile rheumatoid arthritis. Von Yoshimitsu K, Koga N, Kitamura Y, Fukda K, Kittaka E, Horino N, Sakura N, Tanaka T, Nishi Y, Sakano T, Pediatr. Pharmacol (New York), 1984.

Direct intrawound administration of dimethylsulphoxide relieves acute pain in rats. Von Gautam M, Prasoon P, Kumar R, Singh A, Shrimal P, Ray SB, Int Wound Journal, April 2016.

Sulfur in human nutrition and applications in medicine. Von Parcell S, Altern Med Rev, February 2002.

Efficacy of methylsulfonylmethane (MSM) in osteoarthritis pain of the knee: a pilot clinical trial. Von Kim LS; Axelrod LJ, Howard P, Buratovich N, Waters RF, Osteoarthritis Cartilage, March 2006.

Methylsulfonylmethane inhibits NLRP3 inflammasome activation. Von Ahn H, Kim J, Lee MJ, Kim YJ, Cho YW, Lee GS, February 2015.

Methylsulfonylmethane suppresses hepatic tumor development through activation of apoptosis. Von Kim JH, Shin HJ, Ha HL, Park YH, Kwon TH, Jung MR, Moon HB, Cho ES, Son HY, Yu DY, World J Hepatol, February 2014.

Protection of the ischemic heart with DMSO alone or DMSO with hydrogen peroxide. Von J.W. Finney, H.C. Urschel, G. A. Balla und anderen. Annals of the New York Academie of Sciences, March 1967.

Effect of methylsulfonylmethane supplementation on exercise – Induced muscle damage and total antioxidant capacity. Von Barmaki S, Bohlooli S, Khoshkhahesh F, Nakhostin-Roohi B, J Sports Med Phys Fitness, April 2002.

Nachwort

Vor einiger Zeit hat mich eine Leserin der ersten Auflage dieses Buches angerufen und mir erzählt, dass eine Freundin von ihr wegen Gelenkproblemen große Schwierigkeiten beim Gehen hatte. Sie habe ihr DMSO empfohlen und jetzt könne sie wieder ohne Probleme fröhlich laufen. Ihre Begeisterung schwappte geradezu durch das Telefon zu mir herüber!
Wenn ich solche Berichte höre, dann weiß ich, dass es sich absolut lohnt, mitzuhelfen, DMSO noch weiter in der Welt bekannt zu machen!
Nun hoffe ich, dass Sie Ihre eigenen Erfahrungen mit DMSO machen werden und sehen, ob und wie es Ihnen helfen kann, Ihre Lebensqualität zu verbessern.Denn wenn es uns von der Gesundheit her gut geht, sind wir freier, all die schönen Erfahrungen in der Welt zu machen, die es zu machen gilt!
Wenn Sie mir Ihre Erfahrungen mitteilen möchten, freue ich mich darüber. Hier meine mail-Addresse: evelynel@gmx.de. Vielleicht fließt auch etwas davon (natürlich immer ohne die Nennung von Namen) in die nächste Auflage des Buches ein. Und wenn dieses Buch über DMSO hilfreich für Sie war, dann freue ich mich auch über eine Rezension bei Amazon. So können Sie vielen anderen Menschen Ihre Erfahrungen zugänglich machen und helfen, DMSO bekannter zu machen.
Ich wünsche Ihnen Gesundheit und Glück

Evelyne Laye

Die 10 besten Nahrungsergänzungsmittel

Vorbeugen und heilen mit den Power-Nährstoffen Vitamin D 3, MSM, OPC, Coenzym Q 10,5-HTP, Alpha-Liponsäure und anderen...

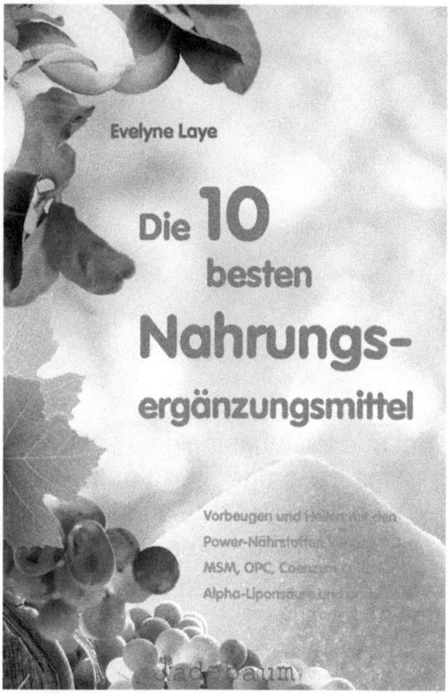

Die meisten Menschen leiden heute durch schlechte Ernährung an einem deutlichen Mangel an Nährstoffen. Doch dem kann man abhelfen! Vitamin D, Magnesium, Alpha-Liponsäure, MSM und andere Nahrungsergänzungsmittel bringen den Stoffwechsel in Schwung, schützen Herz, Gefäße und das Immunsystem, senken das Krebsrisiko, lassen Pfunde schmelzen, vertreiben Müdigkeit und Depressionen und machen fit und munter. In diesem Buch werden die für Ihren Körper wichtigsten Nahrungsergänzungsmittel ausführlich mit Mangelerscheinungen, Anwendungsmöglichkeiten und Erfahrungsberichten beschrieben. Sie bekommen Tipps zum Kauf und zur Dosierung und können sofort damit beginnen, selbst Ihre Gesundheit in die Hand zu nehmen.

174 Seiten – EUR 10,90
ISBN: 978-398158986

Wildkräuter-Smoothies: Pure Kraft aus der Natur

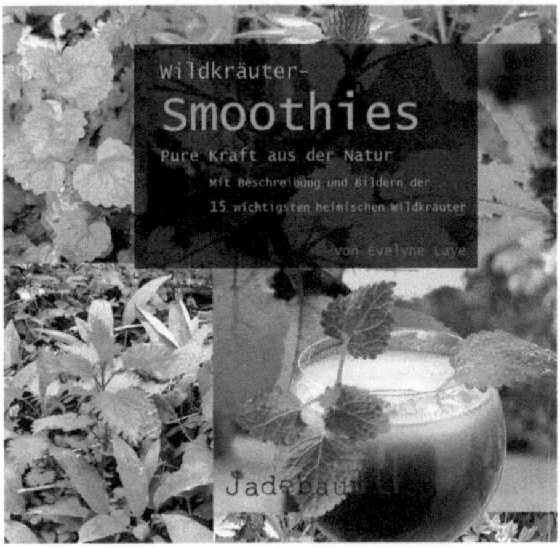

Schön, fit und gesund mit den fünfzehn wichtigsten Wildkräutern aus unserer Region. Heimische Wildpflanzen mit ihren heilenden Kräften wachsen überall und sind leicht zu finden! Mit etwas Obst gemixt ergeben sie einen schnellen köstlichen Power-Drink, der Sie jeden Tag mit allen Nährstoffen versorgt, die Sie brauchen, um vital und leistungsfähig zu sein. Verwöhnen Sie sich und Ihre Lieben mit der grünen Kraft aus der Natur.
Mit genauen Beschreibungen der Wildkräuter, zahlreichen Farbfotos, vielen Rezepten und einem Erntekalender. Der Bestseller mit 18.000 verkauften Exemplaren!

Jadebaum Verlag, Preis: 9,95 Euro

ISBN 978-3-9815898-1-8

Nur keine Angst vor der Angst

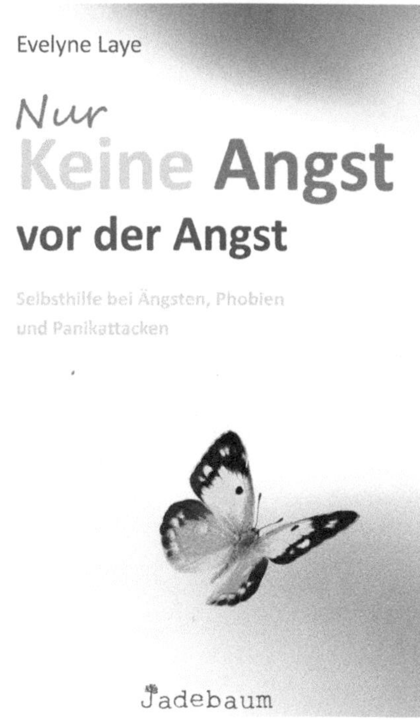

Ich habe in dem Buch alle meine Erfahrungen mit Menschen mit Ängsten hineingepackt, die ich über die letzten Jahre im Rahmen meiner therapeutischen Arbeit gemacht habe, und erzähle auch darüber, wie ich meine eigenen Panikattacken und Ängste, die ich vor ein paar Jahren hatte, überwunden habe. Das hier ist der Klappentext: Ängste, Phobien und Panikattacken sind in unserer Gesellschaft weit verbreitet und können den Betroffenen buchstäblich das Leben zur Hölle werden lassen. Doch es gibt effektive Wege hinaus aus der Angst! In diesem Buch erfahren Sie, woher die Angst kommt und finden eine fundierte Anleitung, wie Sie sich mit Ihren Ängsten – auch der Angst vor der Angst – auseinandersetzen und sie Schritt für Schritt loslassen können. So erfreuen Sie sich mehr Ihres Lebens und sind freier, es so zu gestalten, wie Sie es möchten!

Jadebaum Verlag, ISBN 978-3-9815898-2-5
9,95 Euro – 166 Seiten

„Denn es ist nie zu spät, zu dem Menschen zu werden, der man hätte sein können“

George Sand

Evelyne Laye, Jg. 67, eine Tochter, ist seit 1995 Heilpraktikerin in Tübingen. Sie ist langjährige Dozentin im Gesundheitsbereich und der Erwachsenenbildung. Ihre Spezialgebiete sind die Energetische Psychologie, vor allem EFT (Autorin von zwei EFT-Fachbüchern) und verschiedene Heilmethoden Seit ihrer Jugend beschäftigt sie sich mit Naturheilkunde, Meditation und Energiearbeit und entdeckt immer weiter Neues.